Weniger Salz, mehr Genuss

Gesunde und leckere Rezepte für eine natriumarme Ernährung

Anna Mayer

Inhaltsverzeichnis

Hähnchen-Linsen-Mischung 11
Huhn und Blumenkohl 13
Basilikum-Tomaten- und Karottensuppe 15
Schweinefleisch mit Süßkartoffeln 16
Forellen- und Karottensuppe 17
Truthahn-Fenchel-Eintopf 18
Auberginensuppe 19
Süßkartoffelcreme 20
Hühner- und Pilzsuppe 21
Limetten-Lachspfanne 23
Kartoffelsalat 24
Hackfleisch und Tomatenpfanne 26
Garnelen-Avocado-Salat 27
Brokkolicreme 28
Krautsuppe 29
Sellerie-Blumenkohl-Suppe 30
Schweinefleisch-Lauch-Suppe 31
Minziger Garnelen-Brokkoli-Salat 32
Garnelen- und Kabeljau-Suppe 34
Mischung aus Garnelen und Frühlingszwiebeln 36
Spinat-Eintopf 37
Curry-Blumenkohl-Mischung 39
Karotten und Zucchini-Eintopf 41
Eintopf mit Kohl und grünen Bohnen 43

Chili-Pilz-Suppe 45

Chili-Schweinefleisch 47

Paprika-Pilz-Lachs-Salat 48

Kichererbsen und Kartoffeln Medley 50

Kardamom-Huhn-Mix 52

Linsen-Chili 54

Rezepte für Dash-Diät-Beilagen 56

Rosmarin Endivien 57

Zitronige Endivien 58

Pesto Spargel 59

Paprika Karotten 60

Cremige Kartoffelpfanne 61

Sesamkohl 63

Koriander Brokkoli 64

Chili Rosenkohl 65

Mischung aus Rosenkohl und Frühlingszwiebeln 66

pürierter Blumenkohl 67

Avocadosalat 68

Radieschen-Salat 69

Zitroniger Endiviensalat 70

Mischung aus Oliven und Mais 71

Salat mit Rucola und Pinienkernen 72

Mandeln und Spinat 73

Grüne Bohnen und Feldsalat 74

Salat aus Endivien und Grünkohl 75

Edamame-Salat 76

Trauben-Avocado-Salat 77

Oregano-Auberginen-Mischung 78
Gebackene Tomaten-Mischung 79
Thymian-Pilze 80
Spinat und Mais anbraten 81
Mais und Frühlingszwiebeln anbraten 82
Spinat-Mango-Salat 83
Senfkartoffeln 84
Kokos-Rosenkohl 85
Salbei Karotten 86
Knoblauchpilze und Mais 87
Pesto Grüne Bohnen 88
Estragon-Tomaten 89
Mandel Rüben 90
Minzige Tomaten und Mais 91
Zucchini-Avocado-Salsa 92
Apfel-Kohl-Mischung 93
Geröstete Rüben 94
Dill Kohl 95
Kohl- und Karottensalat 96
Tomaten-Oliven-Salsa 97
Zucchini-Salat 98
Curry-Karotten-Kraut 99
Kopfsalat und Rübensalat 100
Kräuter Radieschen 101
Gebackene Fenchelmischung 102
Geröstete Paprika 103
Datteln und Kohl anbraten 104

Mischung aus schwarzen Bohnen	105
Mischung aus Oliven und Endivien	106
Tomaten-Gurken-Salat	107
Paprika- und Karottensalat	108
Mischung aus schwarzen Bohnen und Reis	109
Reis-Blumenkohl-Mix	110
Balsamico-Bohnen-Mischung	111
Cremige Rüben	112
Mix aus Avocado und Paprika	113
Geröstete Süßkartoffel und Rüben	114
Grünkohl anbraten	115
Gewürzte Karotten	116
Zitronige Artischocken	117
Brokkoli, Bohnen und Reis	118
Gebackener Kürbis-Mix	119
Cremiger Spargel	120
Basilikum-Rüben-Mix	121
Reis und Kapern mischen	122
Spinat-Grünkohl-Mix	123
Truthahn und Kreuzkümmel-Brokkoli	124
Nelken Huhn	126
Hähnchen mit Ingwer-Artischocken	127
Mischung aus Truthahn und Pfefferkörnern	129
Hühnerschenkel und Rosmaringemüse	130
Huhn mit Karotten und Kohl	132
Auberginen- und Truthahn-Sandwich	134
Einfache Truthahn- und Zucchini-Tortillas	136

Hühnchen mit Paprika und Auberginenpfanne 138

Mit Balsamico gebackener Truthahn 140

Cheddar-Truthahn-Mix 141

Parmesan-Truthahn 142

Cremige Mischung aus Huhn und Garnelen 143

Mix aus Basilikum-Truthahn und scharfem Spargel 144

Cashew-Truthahn-Medley 145

Truthahn und Beeren 146

Hähnchenbrust mit fünf Gewürzen 147

Truthahn mit gewürztem Grün 148

Huhn und Chili-Pilze 149

Chili Chicken und Tomaten Artischocken 151

Hähnchen-Rüben-Mischung 153

Truthahn mit Selleriesalat 154

Hähnchenkeulen und Weintrauben mischen 155

Truthahn und Zitronengerste 157

Truthahn mit Rüben und Rettich-Mix 159

Knoblauch Schweinefleisch Mix 161

Paprika Schweinefleisch mit Karotten 162

Ingwer Schweinefleisch und Zwiebeln 163

Kümmel Schweinefleisch 165

Schweinefleisch und Gemüse-Mix 166

Thymian-Schweinepfanne 167

Majoran Schweinefleisch und Zucchini 169

Gewürztes Schweinefleisch 171

Kokos Schweinefleisch und Sellerie 173

Schweinefleisch und Tomaten mischen 174

Salbei Schweinekoteletts	176
Thailändisches Schweinefleisch und Auberginen	177
Schweinefleisch und Limettenzwiebeln	179
Balsamico-Schweinefleisch	180
Pesto Schweinefleisch	182
Schweinefleisch und Petersilienpaprika	183
Kreuzkümmel-Lamm-Mischung	184
Schweinefleisch mit Radieschen und grünen Bohnen	185
Fenchellamm und Pilze	187
Schweinefleisch und Spinatpfanne	189
Schweinefleisch mit Avocados	191
Schweinefleisch-Apfel-Mix	192
Zimt Schweinekoteletts	194
Kokos-Schweinekoteletts	195
Schweinefleisch mit Pfirsich-Mix	196
Kakao-Lamm und Radieschen	197
Zitronenschweinefleisch und Artischocken	199
Schweinefleisch mit Koriandersauce	201
Schweinefleisch mit Mango-Mix	203
Rosmarin-Schweinefleisch und Zitronen-Süßkartoffeln	204
Schweinefleisch mit Kichererbsen	205
Lammkoteletts mit Grünkohl	206
Chili-Lamm	207
Schweinefleisch mit Paprika Lauch	208
Schweinekoteletts und Kaiserschoten	209
Schweinefleisch und Minzmais	210
Dill-Lamm	211

Piment Schweinekoteletts und Oliven 212

Italienische Lammkoteletts 213

Schweinefleisch und Oregano-Reis 214

Schweinefleischbällchen 215

Schweinefleisch und Endivien 216

Schweinefleisch und Schnittlauch Rettich 217

Minze-Fleischbällchen und Spinat anbraten 218

Hähnchen-Linsen-Mischung

Zubereitungszeit: 10 Minuten
Kochzeit: 25 Minuten
Portionen: 4

Zutaten:
- 1 Tasse Dosentomaten, ohne Salzzusatz, gehackt
- Schwarzer Pfeffer nach Geschmack
- 1 Esslöffel Chipotle-Paste
- 1 Pfund Hähnchenbrust, ohne Haut, ohne Knochen und gewürfelt
- 2 Tassen Dosenlinsen, ohne Salzzusatz, abgetropft und gespült
- ½ Esslöffel Olivenöl
- 1 gelbe Zwiebel, gehackt
- 2 Esslöffel Koriander, gehackt

Richtungen:
1. Eine Pfanne mit dem Öl bei mittlerer Hitze erhitzen, die Zwiebel-Chipotle-Paste hinzugeben, umrühren und 5 Minuten anbraten.
2. Fügen Sie das Huhn hinzu, schwenken Sie es und braten Sie es 5 Minuten lang an.
3. Restliche Zutaten dazugeben, durchschwenken, alles 15 Minuten garen, auf Schälchen verteilen und servieren.

Ernährung: Kalorien 369, Fett 17,6, Ballaststoffe 9, Kohlenhydrate 44,8, Protein 23,5

Huhn und Blumenkohl

Zubereitungszeit: 5 Minuten
Kochzeit: 25 Minuten
Portionen: 4

Zutaten:
- 1 Pfund Hähnchenbrust, ohne Haut, ohne Knochen und gewürfelt
- 2 Tassen Blumenkohlröschen
- 1 Esslöffel Olivenöl
- 1 rote Zwiebel, gehackt
- 1 Esslöffel Balsamico-Essig
- ½ Tasse rote Paprika, gehackt
- Eine Prise schwarzer Pfeffer
- 2 Knoblauchzehen, gehackt
- ½ Tasse natriumarme Hühnerbrühe
- 1 Tasse Dosentomaten, ohne Salzzusatz, gehackt

Richtungen:
1. Eine Pfanne mit dem Öl bei mittlerer Hitze erhitzen, die Zwiebel, den Knoblauch und das Fleisch dazugeben und 5 Minuten anbraten.
2. Die restlichen Zutaten hinzufügen, schwenken und bei mittlerer Hitze 20 Minuten kochen.
3. Alles auf Schälchen verteilen und zum Mittagessen servieren.

Ernährung: Kalorien 366, Fett 12, Ballaststoffe 5,6, Kohlenhydrate 44,3, Protein 23,7

Basilikum-Tomaten- und Karottensuppe

Zubereitungszeit: 10 Minuten
Kochzeit: 20 Minuten
Portionen: 4

Zutaten:
- 3 Knoblauchzehen, gehackt
- 1 gelbe Zwiebel, gehackt
- 3 Karotten, gehackt
- 1 Esslöffel Olivenöl
- 20 Unzen geröstete Tomaten, kein Salz hinzugefügt
- 2 Tassen natriumarme Gemüsebrühe
- 1 EL Basilikum, getrocknet
- 1 Tasse Kokoscreme
- Eine Prise schwarzer Pfeffer

Richtungen:
1. Einen Topf mit dem Öl bei mittlerer Hitze erhitzen, die Zwiebel und den Knoblauch dazugeben und 5 Minuten anschwitzen.
2. Die restlichen Zutaten hinzufügen, umrühren, zum Kochen bringen, 15 Minuten kochen, die Suppe mit einem Pürierstab pürieren, auf Schüsseln verteilen und zum Mittagessen servieren.

Ernährung: Kalorien 244, Fett 17,8, Ballaststoffe 4,7, Kohlenhydrate 18,6, Protein 3,8

Schweinefleisch mit Süßkartoffeln

Zubereitungszeit: 10 Minuten
Kochzeit: 30 Minuten
Portionen: 4

Zutaten:

- 4 Schweinekoteletts, ohne Knochen
- 1 Pfund Süßkartoffeln, geschält und in Keile geschnitten
- 1 Esslöffel Olivenöl
- 1 Tasse Gemüsebrühe, natriumarm
- Eine Prise schwarzer Pfeffer
- 1 Teelöffel Oregano, getrocknet
- 1 Teelöffel Rosmarin, getrocknet
- 1 Teelöffel Basilikum, getrocknet

Richtungen:

1. Erhitzen Sie eine Pfanne mit dem Öl bei mittlerer Hitze, geben Sie die Schweinekoteletts hinein und braten Sie sie 4 Minuten lang auf jeder Seite.
2. Die Süßkartoffeln und die restlichen Zutaten hinzugeben, den Deckel auflegen und bei mittlerer Hitze 20 Minuten unter gelegentlichem Rühren weiterkochen.
3. Alles auf Teller verteilen und servieren.

Ernährung: Kalorien 424, Fett 23,7, Ballaststoffe 5,1, Kohlenhydrate 32,3, Protein 19,9

Forellen- und Karottensuppe

Zubereitungszeit: 10 Minuten
Kochzeit: 25 Minuten
Portionen: 4

Zutaten:
- 1 gelbe Zwiebel, gehackt
- 12 Tassen natriumarme Fischbrühe
- 1 Pfund Karotten, in Scheiben geschnitten
- 1 Pfund Forellenfilets, ohne Knochen, ohne Haut und gewürfelt
- 1 Esslöffel süßer Paprika
- 1 Tasse Tomaten, gewürfelt
- 1 Esslöffel Olivenöl
- Schwarzer Pfeffer nach Geschmack

Richtungen:
1. Einen Topf mit dem Öl bei mittlerer Hitze erhitzen, die Zwiebel hinzugeben, umrühren und 5 Minuten anbraten.
2. Fisch, Karotten und die restlichen Zutaten zugeben, zum Köcheln bringen und bei mittlerer Hitze 20 Minuten garen.
3. Die Suppe in Schälchen füllen und servieren.

Ernährung: Kalorien 361, Fett 13,4, Ballaststoffe 4,6, Kohlenhydrate 164, Protein 44,1

Truthahn-Fenchel-Eintopf

Zubereitungszeit: 10 Minuten
Kochzeit: 45 Minuten
Portionen: 4

Zutaten:
- 1 Putenbrust, ohne Haut, ohne Knochen und gewürfelt
- 2 Fenchelknollen, in Scheiben geschnitten
- 1 Esslöffel Olivenöl
- 2 Lorbeerblätter
- 1 gelbe Zwiebel, gehackt
- 1 Tasse Tomaten aus der Dose ohne Salzzusatz
- 2 natriumarme Rinderbrühe
- 3 Knoblauchzehen, gehackt
- Schwarzer Pfeffer nach Geschmack

Richtungen:
1. Eine Pfanne mit dem Öl bei mittlerer Hitze erhitzen, die Zwiebel und das Fleisch hinzugeben und 5 Minuten anbraten.
2. Fenchel und die restlichen Zutaten zugeben, aufkochen und bei mittlerer Hitze 40 Minuten köcheln lassen, dabei ab und zu umrühren.
3. Den Eintopf auf Schälchen verteilen und servieren.

Ernährung: Kalorien 371, Fett 12,8, Ballaststoffe 5,3, Kohlenhydrate 16,7, Protein 11,9

Auberginensuppe

Zubereitungszeit: 10 Minuten
Kochzeit: 30 Minuten
Portionen: 4

Zutaten:
- 2 große Auberginen, grob gewürfelt
- 1 Liter natriumarme Gemüsebrühe
- 2 Esslöffel Tomatenmark ohne Salzzusatz
- 1 rote Zwiebel, gehackt
- 1 Esslöffel Olivenöl
- 1 Esslöffel Koriander, gehackt
- Eine Prise schwarzer Pfeffer

Richtungen:
1. Einen Topf mit dem Öl bei mittlerer Hitze erhitzen, die Zwiebel dazugeben, umrühren und 5 Minuten anschwitzen.
2. Die Auberginen und die anderen Zutaten zugeben, bei mittlerer Hitze zum Köcheln bringen, 25 Minuten garen, auf Schälchen verteilen und servieren.

Ernährung: Kalorien 335, Fett 14,4, Ballaststoffe 5, Kohlenhydrate 16,1, Protein 8,4

Süßkartoffelcreme

Zubereitungszeit: 10 Minuten
Kochzeit: 25 Minuten
Portionen: 4

Zutaten:
- 4 Tassen Gemüsebrühe
- 2 Esslöffel Avocadoöl
- 2 Süßkartoffeln, geschält und gewürfelt
- 2 gelbe Zwiebeln, gehackt
- 2 Knoblauchzehen, gehackt
- 1 Tasse Kokosmilch
- Eine Prise schwarzer Pfeffer
- ½ Teelöffel Basilikum, gehackt

Richtungen:
1. Einen Topf mit dem Öl bei mittlerer Hitze erhitzen, die Zwiebel und den Knoblauch dazugeben, umrühren und 5 Minuten dünsten.
2. Die Süßkartoffeln und die restlichen Zutaten zugeben, zum Köcheln bringen und bei mittlerer Hitze 20 Minuten garen.
3. Die Suppe mit einem Pürierstab pürieren, in Schüsseln füllen und zum Mittagessen servieren.

Ernährung: Kalorien 303, Fett 14,4, Ballaststoffe 4, Kohlenhydrate 9,8, Protein 4,5

Hühner- und Pilzsuppe

Zubereitungszeit: 10 Minuten
Kochzeit: 30 Minuten
Portionen: 4

Zutaten:
- 1 Liter Gemüsebrühe, natriumarm
- 1 Esslöffel Ingwer, gerieben
- 1 gelbe Zwiebel, gehackt
- 1 Esslöffel Olivenöl
- 1 Pfund Hähnchenbrust, ohne Haut, ohne Knochen und gewürfelt
- ½ Pfund weiße Champignons, in Scheiben geschnitten
- 4 Thai Chilis, gehackt
- ¼ Tasse Limettensaft
- ¼ Tasse Koriander, gehackt
- Eine Prise schwarzer Pfeffer

Richtungen:
1. Einen Topf mit dem Öl bei mittlerer Hitze erhitzen, Zwiebel, Ingwer, Chilis und das Fleisch hinzugeben, umrühren und 5 Minuten anbraten.
2. Die Pilze hinzufügen, umrühren und weitere 5 Minuten kochen.
3. Die restlichen Zutaten hinzufügen, zum Köcheln bringen und bei mittlerer Hitze weitere 20 Minuten kochen.
4. Die Suppe in Schälchen füllen und sofort servieren.

Ernährung: Kalorien 226, Fett 8,4, Ballaststoffe 3,3, Kohlenhydrate 13,6, Protein 28,2

Limetten-Lachspfanne

Zubereitungszeit: 10 Minuten
Kochzeit: 20 Minuten
Portionen: 4

Zutaten:
- 4 Lachsfilet, ohne Knochen
- 3 Knoblauchzehen, gehackt
- 1 gelbe Zwiebel, gehackt
- Schwarzer Pfeffer nach Geschmack
- 2 Esslöffel Olivenöl
- Saft von 1 Limette
- 1 Esslöffel Limettenschale, gerieben
- 1 EL Thymian, gehackt

Richtungen:
1. Eine Pfanne mit dem Öl bei mittlerer Hitze erhitzen, Zwiebel und Knoblauch dazugeben, umrühren und 5 Minuten anbraten.
2. Fügen Sie den Fisch hinzu und braten Sie ihn 3 Minuten lang auf jeder Seite.
3. Restliche Zutaten dazugeben, alles weitere 10 Minuten garen, auf Teller verteilen und zum Mittagessen servieren.

Ernährung: Kalorien 315, Fett 18,1, Ballaststoffe 1,1, Kohlenhydrate 4,9, Protein 35,1

Kartoffelsalat

Zubereitungszeit: 10 Minuten
Kochzeit: 20 Minuten
Portionen: 4

Zutaten:
- 2 Tomaten, gehackt
- 2 Avocados, entkernt und gehackt
- 2 Tassen Babyspinat
- 2 Frühlingszwiebeln, gehackt
- 1 Pfund Goldkartoffeln, gekocht, geschält und in Keile geschnitten
- 1 Esslöffel Olivenöl
- 1 Esslöffel Zitronensaft
- 1 gelbe Zwiebel, gehackt
- 2 Knoblauchzehen, gehackt
- Schwarzer Pfeffer nach Geschmack
- 1 Bund Koriander, gehackt

Richtungen:
1. Eine Pfanne mit dem Öl bei mittlerer Hitze erhitzen, Zwiebel, Frühlingszwiebeln und Knoblauch dazugeben, umrühren und 5 Minuten anbraten.
2. Kartoffeln hinzugeben, vorsichtig schwenken und weitere 5 Minuten garen.
3. Die restlichen Zutaten hinzufügen, umrühren, bei mittlerer Hitze weitere 10 Minuten kochen, auf Schüsseln verteilen und zum Mittagessen servieren.

Ernährung: Kalorien 342, Fett 23,4, Ballaststoffe 11,7, Kohlenhydrate 33,5, Protein 5

Hackfleisch und Tomatenpfanne

Zubereitungszeit: 10 Minuten
Kochzeit: 20 Minuten
Portionen: 4

Zutaten:
- 1 Pfund Rindfleisch, gemahlen
- 1 rote Zwiebel, gehackt
- 1 Esslöffel Olivenöl
- 1 Tasse Kirschtomaten, halbiert
- ½ rote Paprika, gehackt
- Schwarzer Pfeffer nach Geschmack
- 1 EL Schnittlauch, gehackt
- 1 Esslöffel Rosmarin, gehackt
- 3 Esslöffel natriumarme Rinderbrühe

Richtungen:
1. Eine Pfanne mit dem Öl bei mittlerer Hitze erhitzen, die Zwiebel und die Paprika dazugeben, umrühren und 5 Minuten anbraten.
2. Das Fleisch hinzugeben, umrühren und weitere 5 Minuten anbraten.
3. Die restlichen Zutaten hinzufügen, schwenken, 10 Minuten kochen, in Schüsseln verteilen und zum Mittagessen servieren.

Ernährung: Kalorien 320, Fett 11,3, Ballaststoffe 4,4, Kohlenhydrate 18,4, Protein 9

Garnelen-Avocado-Salat

Zubereitungszeit: 5 Minuten
Kochzeit: 0 Minuten
Portionen: 4

Zutaten:
- 1 Orange, geschält und in Segmente geschnitten
- 1 Pfund Garnelen, gekocht, geschält und entdarmt
- 2 Tassen Baby-Rucola
- 1 Avocado, entkernt, geschält und gewürfelt
- 2 Esslöffel Olivenöl
- 2 Esslöffel Balsamico-Essig
- Saft einer halben Orange
- Salz und schwarzer Pfeffer

Richtungen:
1. In einer Salatschüssel die Garnelen mit den Orangen und den anderen Zutaten mischen, schwenken und zum Mittagessen servieren.

Ernährung: Kalorien 300, Fett 5,2, Ballaststoffe 2, Kohlenhydrate 11,4, Protein 6,7

Brokkolicreme

Zubereitungszeit: 10 Minuten
Kochzeit: 40 Minuten
Portionen: 4

Zutaten:
- 2 Pfund Brokkoliröschen
- 1 gelbe Zwiebel, gehackt
- 1 Esslöffel Olivenöl
- Schwarzer Pfeffer nach Geschmack
- 2 Knoblauchzehen, gehackt
- 3 Tassen natriumarme Rinderbrühe
- 1 Tasse Kokosmilch
- 2 Esslöffel Koriander, gehackt

Richtungen:
1. Einen Topf mit dem Öl bei mittlerer Hitze erhitzen, die Zwiebel und den Knoblauch dazugeben, umrühren und 5 Minuten dünsten.
2. Den Brokkoli und die anderen Zutaten außer der Kokosmilch hinzugeben, zum Köcheln bringen und bei mittlerer Hitze weitere 35 Minuten kochen.
3. Die Suppe mit einem Pürierstab pürieren, die Kokosmilch hinzufügen, erneut pürieren, auf Schalen verteilen und servieren.

Ernährung: Kalorien 330, Fett 11,2, Ballaststoffe 9,1, Kohlenhydrate 16,4, Protein 9,7

Krautsuppe

Zubereitungszeit: 10 Minuten
Kochzeit: 40 Minuten
Portionen: 4

Zutaten:
- 1 großer Grünkohlkopf, grob zerkleinert
- 1 gelbe Zwiebel, gehackt
- 1 Esslöffel Olivenöl
- Schwarzer Pfeffer nach Geschmack
- 1 Lauch, gehackt
- 2 Tassen Dosentomaten, natriumarm
- 4 Tassen Hühnerbrühe, natriumarm
- 1 Esslöffel Koriander, gehackt

Richtungen:
1. Einen Topf mit dem Öl bei mittlerer Hitze erhitzen, die Zwiebel und den Lauch dazugeben, umrühren und 5 Minuten dünsten.
2. Den Kohl und die restlichen Zutaten außer dem Koriander dazugeben, zum Köcheln bringen und bei mittlerer Hitze 35 Minuten garen.
3. Suppe in Schälchen füllen, Koriander darüber streuen und servieren.

Ernährung: Kalorien 340, Fett 11,7, Ballaststoffe 6, Kohlenhydrate 25,8, Protein 11,8

Sellerie-Blumenkohl-Suppe

Zubereitungszeit: 10 Minuten
Kochzeit: 40 Minuten
Portionen: 4

Zutaten:
- 2 Pfund Blumenkohlröschen
- 1 rote Zwiebel, gehackt
- 1 Esslöffel Olivenöl
- 1 Tasse Tomatenpüree
- Schwarzer Pfeffer nach Geschmack
- 1 Tasse Sellerie, gehackt
- 6 Tassen natriumarme Hühnerbrühe
- 1 Esslöffel Dill, gehackt

Richtungen:
4. Einen Topf mit dem Öl bei mittlerer Hitze erhitzen, die Zwiebel und den Sellerie hinzugeben, umrühren und 5 Minuten anbraten.
5. Den Blumenkohl und die restlichen Zutaten hinzugeben, zum Köcheln bringen und bei mittlerer Hitze weitere 35 Minuten garen.
6. Die Suppe auf Teller verteilen und servieren.

Ernährung: Kalorien 135, Fett 4, Ballaststoffe 8, Kohlenhydrate 21,4, Protein 7,7

Schweinefleisch-Lauch-Suppe

Zubereitungszeit: 10 Minuten
Kochzeit: 40 Minuten
Portionen: 4

Zutaten:
- 1 Pfund Schweinefleischeintopf, gewürfelt
- Schwarzer Pfeffer nach Geschmack
- 5 Lauch, gehackt
- 1 gelbe Zwiebel, gehackt
- 2 Esslöffel Olivenöl
- 1 EL Petersilie, gehackt
- 6 Tassen natriumarme Rinderbrühe

Richtungen:
4. Einen Topf mit dem Öl bei mittlerer Hitze erhitzen, die Zwiebel und den Lauch dazugeben, umrühren und 5 Minuten dünsten.
5. Das Fleisch hinzugeben, umrühren und weitere 5 Minuten anbraten.
6. Die restlichen Zutaten hinzufügen, zum Köcheln bringen und bei mittlerer Hitze 30 Minuten kochen.
7. Die Suppe in Schälchen füllen und servieren.

Ernährung: Kalorien 395, Fett 18,3, Ballaststoffe 2,6, Kohlenhydrate 18,4, Protein 38,2

Minziger Garnelen-Brokkoli-Salat

Zubereitungszeit: 5 Minuten
Kochzeit: 20 Minuten
Portionen: 4

Zutaten:

- 1/3 Tasse natriumarme Gemüsebrühe
- 2 Esslöffel Olivenöl
- 2 Tassen Brokkoliröschen
- 1 Pfund Garnelen, geschält und entdarmt
- Schwarzer Pfeffer nach Geschmack
- 1 gelbe Zwiebel, gehackt
- 4 Kirschtomaten, halbiert
- 2 Knoblauchzehen, gehackt
- Saft von ½ Zitrone
- ½ Tasse Kalamata-Oliven, entkernt und halbiert
- 1 Esslöffel Minze, gehackt

Richtungen:

1. Eine Pfanne mit dem Öl bei mittlerer Hitze erhitzen, die Zwiebel und den Knoblauch dazugeben, umrühren und 3 Minuten anbraten.
2. Garnelen hinzugeben, umrühren und weitere 2 Minuten garen.
3. Den Brokkoli und die anderen Zutaten dazugeben, schwenken, alles 10 Minuten garen, auf Schälchen verteilen und zum Mittagessen servieren.

Ernährung: Kalorien 270, Fett 11,3, Ballaststoffe 4,1, Kohlenhydrate 14,3, Protein 28,9

Garnelen- und Kabeljau-Suppe

Zubereitungszeit: 10 Minuten
Kochzeit: 20 Minuten
Portionen: 4

Zutaten:
- 1 Liter natriumarme Hühnerbrühe
- ½ Pfund Garnelen, geschält und entdarmt
- ½ Pfund Kabeljaufilets, ohne Knochen, ohne Haut und gewürfelt
- 2 Esslöffel Olivenöl
- 2 Teelöffel Chilipulver
- 1 Teelöffel süßer Paprika
- 2 Schalotten, gehackt
- Eine Prise schwarzer Pfeffer
- 1 Esslöffel Dill, gehackt

Richtungen:
1. Einen Topf mit dem Öl bei mittlerer Hitze erhitzen, die Schalotten dazugeben, umrühren und 5 Minuten dünsten.
2. Die Garnelen und den Kabeljau hinzugeben und weitere 5 Minuten garen.
3. Die restlichen Zutaten hinzufügen, zum Köcheln bringen und bei mittlerer Hitze 10 Minuten köcheln lassen.
4. Die Suppe auf Teller verteilen und servieren.

Ernährung: Kalorien 189, Fett 8,8, Ballaststoffe 0,8, Kohlenhydrate 3,2, Protein 24,6

Mischung aus Garnelen und Frühlingszwiebeln

Zubereitungszeit: 10 Minuten
Kochzeit: 10 Minuten
Portionen: 4

Zutaten:
- 2 Pfund Garnelen, geschält und entdarmt
- 1 Tasse Kirschtomaten, halbiert
- 1 Esslöffel Olivenöl
- 4 Frühlingszwiebeln, gehackt
- 1 Esslöffel Balsamico-Essig
- 1 EL Schnittlauch, gehackt

Richtungen:
1. Eine Pfanne mit dem Öl bei mittlerer Hitze erhitzen, die Zwiebel und die Kirschtomaten dazugeben, umrühren und 4 Minuten anbraten.
2. Die Garnelen und die anderen Zutaten hinzufügen, weitere 6 Minuten garen, auf Teller verteilen und servieren.

Ernährung: Kalorien 313, Fett 7,5, Ballaststoffe 1, Kohlenhydrate 6,4, Protein 52,4

Spinat-Eintopf

Zubereitungszeit: 10 Minuten
Kochzeit: 15 Minuten
Portionen: 4

Zutaten:
- 1 Esslöffel Olivenöl
- 1 Teelöffel Ingwer, gerieben
- 2 Knoblauchzehen, gehackt
- 1 gelbe Zwiebel, gehackt
- 2 Tomaten, gehackt
- 1 Tasse Tomaten aus der Dose ohne Salzzusatz
- 1 Teelöffel Kreuzkümmel, gemahlen
- Eine Prise schwarzer Pfeffer
- 1 Tasse natriumarme Gemüsebrühe
- 2 Pfund Blattspinat

Richtungen:
1. Einen Topf mit dem Öl bei mittlerer Hitze erhitzen, Ingwer, Knoblauch und Zwiebel dazugeben, umrühren und 5 Minuten anschwitzen.
2. Tomaten, Tomaten aus der Dose und die anderen Zutaten hinzugeben, vorsichtig schwenken, zum Köcheln bringen und weitere 10 Minuten garen.
3. Den Eintopf auf Schälchen verteilen und servieren.

Ernährung: Kalorien 123, Fett 4,8, Ballaststoffe 7,3, Kohlenhydrate 17, Protein 8,2

Curry-Blumenkohl-Mischung

Zubereitungszeit: 10 Minuten
Kochzeit: 25 Minuten
Portionen: 4

Zutaten:
- 1 rote Zwiebel, gehackt
- 1 Esslöffel Olivenöl
- 2 Knoblauchzehen, gehackt
- 1 rote Paprika, gehackt
- 1 grüne Paprika, gehackt
- 1 Esslöffel Limettensaft
- 1 Pfund Blumenkohlröschen
- 14 Unzen Dosentomaten, gehackt
- 2 Teelöffel Currypulver
- Eine Prise schwarzer Pfeffer
- 2 Tassen Kokoscreme
- 1 Esslöffel Koriander, gehackt

Richtungen:
1. Einen Topf mit dem Öl bei mittlerer Hitze erhitzen, die Zwiebel und den Knoblauch dazugeben, umrühren und 5 Minuten dünsten.
2. Paprika und die anderen Zutaten dazugeben, alles zum Köcheln bringen und bei mittlerer Hitze 20 Minuten garen.
3. Alles auf Schälchen verteilen und servieren.

Ernährung: Kalorien 270, Fett 7,7, Ballaststoffe 5,4, Kohlenhydrate 12,9, Protein 7

Karotten und Zucchini-Eintopf

Zubereitungszeit: 10 Minuten
Kochzeit: 30 Minuten
Portionen: 4

Zutaten:
- 1 gelbe Zwiebel, gehackt
- 2 Esslöffel Olivenöl
- 2 Knoblauchzehen, gehackt
- 4 Zucchini, in Scheiben geschnitten
- 2 Karotten, in Scheiben geschnitten
- 1 Teelöffel süßer Paprika
- ¼ Teelöffel Chilipulver
- Eine Prise schwarzer Pfeffer
- ½ Tasse Tomaten, gehackt
- 2 Tassen natriumarme Gemüsebrühe
- 1 EL Schnittlauch, gehackt
- 1 Esslöffel Rosmarin, gehackt

Richtungen:
1. Einen Topf mit dem Öl bei mittlerer Hitze erhitzen, die Zwiebel und den Knoblauch dazugeben, umrühren und 5 Minuten dünsten.
2. Zucchini, Karotten und die anderen Zutaten zugeben, zum Köcheln bringen und weitere 25 Minuten garen.
3. Den Eintopf auf Schälchen verteilen und sofort zum Mittagessen servieren.

Ernährung: Kalorien 272, Fett 4,6, Ballaststoffe 4,7, Kohlenhydrate 14,9, Protein 9

Eintopf mit Kohl und grünen Bohnen

Zubereitungszeit: 10 Minuten
Kochzeit: 25 Minuten
Portionen: 4

Zutaten:
- 2 Esslöffel Olivenöl
- 1 Rotkohlkopf, geraspelt
- 1 rote Zwiebel, gehackt
- 1 Pfund grüne Bohnen, getrimmt und halbiert
- 2 Knoblauchzehen, gehackt
- 7 Unzen Tomaten aus der Dose, ohne Salzzusatz, gehackt
- 2 Tassen natriumarme Gemüsebrühe
- Eine Prise schwarzer Pfeffer
- 1 Esslöffel Dill, gehackt

Richtungen:
1. Einen Topf mit dem Öl erhitzen, bei mittlerer Hitze die Zwiebel und den Knoblauch hinzugeben, umrühren und 5 Minuten anbraten.
2. Den Kohl und die anderen Zutaten zugeben, umrühren, zudecken und bei mittlerer Hitze 20 Minuten köcheln lassen.
3. Auf Schälchen verteilen und zum Mittagessen servieren.

Ernährung: Kalorien 281, Fett 8,5, Ballaststoffe 7,1, Kohlenhydrate 14,9, Protein 6,7

Chili-Pilz-Suppe

Zubereitungszeit: 5 Minuten
Kochzeit: 30 Minuten
Portionen: 4

Zutaten:
- 1 gelbe Zwiebel, gehackt
- 1 Esslöffel Olivenöl
- 1 rote Chilischote, gehackt
- 1 Teelöffel Chilipulver
- ½ Teelöffel scharfes Paprikapulver
- 4 Knoblauchzehen, gehackt
- 1 Pfund weiße Champignons, in Scheiben geschnitten
- 6 Tassen natriumarme Gemüsebrühe
- 1 Tasse Tomaten, gehackt
- ½ Esslöffel Petersilie, gehackt

Richtungen:
1. Einen Topf mit dem Öl bei mittlerer Hitze erhitzen, Zwiebel, Chilischote, scharfes Paprikapulver, Chilipulver und den Knoblauch dazugeben, umrühren und 5 Minuten anbraten.
2. Die Pilze hinzufügen, umrühren und weitere 5 Minuten kochen.
3. Die restlichen Zutaten hinzufügen, zum Köcheln bringen und bei mittlerer Hitze 20 Minuten kochen.
4. Die Suppe auf Teller verteilen und servieren.

Ernährung: Kalorien 290, Fett 6,6, Ballaststoffe 4,6, Kohlenhydrate 16,9, Protein 10

Chili-Schweinefleisch

Zubereitungszeit: 10 Minuten
Kochzeit: 30 Minuten
Portionen: 4

Zutaten:
- 2 Pfund Schweinefleischeintopf, gewürfelt
- 2 Esslöffel Chilipaste
- 1 gelbe Zwiebel, gehackt
- 2 Knoblauchzehen, gehackt
- 1 Esslöffel Olivenöl
- 2 Tassen natriumarme Rinderbrühe
- 1 Esslöffel Oregano, gehackt

Richtungen:
1. Einen Topf mit dem Öl bei mittlerer Hitze erhitzen, die Zwiebel und den Knoblauch hinzugeben, umrühren und 5 Minuten anbraten.
2. Fügen Sie das Fleisch hinzu und braten Sie es weitere 5 Minuten an.
3. Die restlichen Zutaten hinzufügen, zum Köcheln bringen und bei mittlerer Hitze weitere 20 Minuten kochen.
4. Die Mischung auf Schüsseln verteilen und servieren.

Ernährung: Kalorien 363, Fett 8,6, Ballaststoffe 7, Kohlenhydrate 17,3, Protein 18,4

Paprika-Pilz-Lachs-Salat

Zubereitungszeit: 10 Minuten
Kochzeit: 20 Minuten
Portionen: 4

Zutaten:
- 10 Unzen geräucherter Lachs, natriumarm, ohne Knochen, ohne Haut und gewürfelt
- 2 Frühlingszwiebeln, gehackt
- 2 rote Chilischoten, gehackt
- 1 Esslöffel Olivenöl
- ½ Teelöffel Oregano, getrocknet
- ½ Teelöffel geräucherter Paprika
- Eine Prise schwarzer Pfeffer
- 8 Unzen weiße Champignons, in Scheiben geschnitten
- 1 Esslöffel Zitronensaft
- 1 Tasse schwarze Oliven, entsteint und halbiert
- 1 EL Petersilie, gehackt

Richtungen:
1. Eine Pfanne mit dem Öl bei mittlerer Hitze erhitzen, die Zwiebeln und Chilischoten hinzugeben, umrühren und 4 Minuten kochen lassen.
2. Die Pilze dazugeben, umrühren und 5 Minuten anbraten.
3. Den Lachs und die anderen Zutaten zugeben, durchschwenken, alles weitere 10 Minuten garen, auf Schälchen verteilen und zum Mittagessen servieren.

Ernährung: Kalorien 321, Fett 8,5, Ballaststoffe 8, Kohlenhydrate 22,2, Protein 13,5

Kichererbsen und Kartoffeln Medley

Zubereitungszeit: 10 Minuten
Kochzeit: 30 Minuten
Portionen: 4

Zutaten:
- 2 Esslöffel Olivenöl
- 1 Tasse Kichererbsen aus der Dose, ohne Salzzusatz, abgetropft und gespült
- 1 Pfund Süßkartoffeln, geschält und in Keile geschnitten
- 4 Knoblauchzehen, gehackt
- 2 Schalotten, gehackt
- 1 Tasse Dosentomaten, ungesalzen und gehackt
- 1 Teelöffel Koriander, gemahlen
- 2 Tomaten, gehackt
- 1 Tasse natriumarme Gemüsebrühe
- Eine Prise schwarzer Pfeffer
- 1 Esslöffel Zitronensaft
- 1 Esslöffel Koriander, gehackt

Richtungen:
1. Einen Topf mit dem Öl bei mittlerer Hitze erhitzen, die Schalotten und den Knoblauch dazugeben, umrühren und 5 Minuten dünsten.
2. Kichererbsen, Kartoffeln und die anderen Zutaten zugeben, zum Köcheln bringen und bei mittlerer Hitze 25 Minuten garen.

3. Alles auf Schälchen verteilen und zum Mittagessen servieren.

Ernährung: Kalorien 341, Fett 11,7, Ballaststoffe 6, Kohlenhydrate 14,9, Protein 18,7

Kardamom-Huhn-Mix

Zubereitungszeit: 10 Minuten
Kochzeit: 30 Minuten
Portionen: 4

Zutaten:
- 1 Esslöffel Olivenöl
- 1 Pfund Hähnchenbrust, ohne Haut, ohne Knochen und gewürfelt
- 1 Schalotte, gehackt
- 1 Esslöffel Ingwer, gerieben
- 2 Knoblauchzehen, gehackt
- 1 Teelöffel Kardamom, gemahlen
- ½ Teelöffel Kurkumapulver
- 1 Teelöffel Limettensaft
- 1 Tasse natriumarme Hühnerbrühe
- 1 Esslöffel Koriander, gehackt

Richtungen:
1. Einen Topf mit dem Öl bei mittlerer Hitze erhitzen, Schalotte, Ingwer, Knoblauch, Kardamom und Kurkuma hinzugeben, umrühren und 5 Minuten anbraten.
2. Das Fleisch hinzugeben und 5 Minuten anbraten.
3. Die restlichen Zutaten hinzufügen, alles zum Köcheln bringen und 20 Minuten kochen lassen.
4. Die Mischung auf Schüsseln verteilen und servieren.

Ernährung: Kalorien 175, Fett 6,5, Ballaststoffe 0,5, Kohlenhydrate 3,3, Protein 24,7

Linsen-Chili

Zubereitungszeit: 10 Minuten
Kochzeit: 35 Minuten
Portionen: 6

Zutaten:
- 1 grüne Paprika, gehackt
- 1 Esslöffel Olivenöl
- 2 Frühlingszwiebeln, gehackt
- 2 Knoblauchzehen, gehackt
- 24 Unzen Dosenlinsen, ohne Salzzusatz, abgetropft und gespült
- 2 Tassen Gemüsebrühe
- 2 Esslöffel Chilipulver, mild
- ½ Teelöffel Chipotle-Pulver
- 30 Unzen Dosentomaten, ohne Salzzusatz, gehackt
- Eine Prise schwarzer Pfeffer

Richtungen:
1. Einen Topf mit dem Öl bei mittlerer Hitze erhitzen, die Zwiebeln und den Knoblauch dazugeben, umrühren und 5 Minuten dünsten.
2. Paprika, Linsen und die anderen Zutaten zugeben, zum Köcheln bringen und bei mittlerer Hitze 30 Minuten garen.
3. Chili auf Schälchen verteilen und zum Mittagessen servieren.

Ernährung: Kalorien 466, Fett 5, Ballaststoffe 37,6, Kohlenhydrate 77,9, Protein 31,2

Rezepte für Dash-Diät-Beilagen

Rosmarin Endivien

Zubereitungszeit: 10 Minuten
Kochzeit: 20 Minuten
Portionen: 4

Zutaten:
- 2 Endivien, längs halbiert
- 2 Esslöffel Olivenöl
- 1 Teelöffel Rosmarin, getrocknet
- ½ Teelöffel Kurkumapulver
- Eine Prise schwarzer Pfeffer

Richtungen:
1. In einer Backform die Endivien mit dem Öl und den anderen Zutaten mischen, vorsichtig schwenken, in den Ofen geben und 20 Minuten bei 400 Grad F backen.
2. Auf Teller verteilen und als Beilage servieren.

Ernährung: Kalorien 66, Fett 7,1, Ballaststoffe 1, Kohlenhydrate 1,2, Protein 0,3

Zitronige Endivien

Zubereitungszeit: 10 Minuten
Kochzeit: 20 Minuten
Portionen: 4

Zutaten:
- 4 Endivien, längs halbiert
- 1 Esslöffel Zitronensaft
- 1 Esslöffel Zitronenschale, gerieben
- 2 Esslöffel fettfreier Parmesan, gerieben
- 2 Esslöffel Olivenöl
- Eine Prise schwarzer Pfeffer

Richtungen:
1. In einer Auflaufform die Endivien mit dem Zitronensaft und den anderen Zutaten außer dem Parmesan mischen und schwenken.
2. Den Parmesan darüber streuen, die Endivien 20 Minuten bei 200 Grad F backen, auf Teller verteilen und als Beilage servieren.

Ernährung: Kalorien 71, Fett 7,1, Ballaststoffe 0,9, Kohlenhydrate 2,3, Protein 0,9

Pesto Spargel

Zubereitungszeit: 10 Minuten
Kochzeit: 20 Minuten
Portionen: 4

Zutaten:
- 1 Pfund Spargel, getrimmt
- 2 Esslöffel Basilikumpesto
- 1 Esslöffel Zitronensaft
- Eine Prise schwarzer Pfeffer
- 3 Esslöffel Olivenöl
- 2 Esslöffel Koriander, gehackt

Richtungen:
1. Ordnen Sie das mit Spargel ausgelegte Backblech an, fügen Sie das Pesto und die anderen Zutaten hinzu, schwenken Sie es, geben Sie es in den Ofen und kochen Sie es 20 Minuten lang bci 400 Grad F.
2. Auf Teller verteilen und als Beilage servieren.

Ernährung: Kalorien 114, Fett 10,7, Ballaststoffe 2,4, Kohlenhydrate 4,6, Protein 2,6

Paprika Karotten

Zubereitungszeit: 10 Minuten
Kochzeit: 30 Minuten
Portionen: 4

Zutaten:
- 1 Pfund Babykarotten, getrimmt
- 1 Esslöffel süßer Paprika
- 1 Teelöffel Limettensaft
- 3 Esslöffel Olivenöl
- Eine Prise schwarzer Pfeffer
- 1 Teelöffel Sesam

Richtungen:
1. Die Karotten auf einem mit Backpapier ausgelegten Backblech anrichten, das Paprikapulver und die anderen Zutaten außer den Sesamkörnern dazugeben, schwenken, in den Ofen schieben und 30 Minuten bei 200 Grad F backen.
2. Karotten auf Teller verteilen, Sesam darüber streuen und als Beilage servieren.

Ernährung: Kalorien 142, Fett 11,3, Ballaststoffe 4,1, Kohlenhydrate 11,4, Protein 1,2

Cremige Kartoffelpfanne

Zubereitungszeit: 10 Minuten
Kochzeit: 1 Stunde
Portionen: 8

Zutaten:
- 1 Pfund Goldkartoffeln, geschält und in Keile geschnitten
- 2 Esslöffel Olivenöl
- 1 rote Zwiebel, gehackt
- 2 Knoblauchzehen, gehackt
- 2 Tassen Kokoscreme
- 1 EL Thymian, gehackt
- ¼ Teelöffel Muskatnuss, gemahlen
- ½ Tasse fettarmer Parmesan, gerieben

Richtungen:
1. Eine Pfanne mit dem Öl bei mittlerer Hitze erhitzen, die Zwiebel und den Knoblauch dazugeben und 5 Minuten anschwitzen.
2. Fügen Sie die Kartoffeln hinzu und braten Sie sie weitere 5 Minuten an.
3. Die Sahne und die restlichen Zutaten hinzufügen, vorsichtig umrühren, zum Köcheln bringen und weitere 40 Minuten bei mittlerer Hitze kochen.
4. Die Mischung auf Teller verteilen und als Beilage servieren.

Ernährung: Kalorien 230, Fett 19,1, Ballaststoffe 3,3, Kohlenhydrate 14,3, Protein 3,6

Sesamkohl

Zubereitungszeit: 10 Minuten
Kochzeit: 20 Minuten
Portionen: 4

Zutaten:
- 1 Pfund Grünkohl, grob zerkleinert
- 2 Esslöffel Olivenöl
- Eine Prise schwarzer Pfeffer
- 1 Schalotte, gehackt
- 2 Knoblauchzehen, gehackt
- 2 Esslöffel Balsamico-Essig
- 2 Teelöffel scharfes Paprikapulver
- 1 Teelöffel Sesam

Richtungen:
1. Eine Pfanne mit dem Öl bei mittlerer Hitze erhitzen, die Schalotte und den Knoblauch dazugeben und 5 Minuten anschwitzen.
2. Den Kohl und die anderen Zutaten zugeben, schwenken, bei mittlerer Hitze 15 Minuten garen, auf Teller verteilen und servieren.

Ernährung: Kalorien 101, Fett 7,6, Ballaststoffe 3,4, Kohlenhydrate 84, Protein 1,9

Koriander Brokkoli

Zubereitungszeit: 10 Minuten
Kochzeit: 30 Minuten
Portionen: 4

Zutaten:

- 2 Esslöffel Olivenöl
- 1 Pfund Brokkoliröschen
- 2 Knoblauchzehen, gehackt
- 2 Esslöffel Chilisauce
- 1 Esslöffel Zitronensaft
- Eine Prise schwarzer Pfeffer
- 2 Esslöffel Koriander, gehackt

Richtungen:

1. In einer Backform den Brokkoli mit dem Öl, dem Knoblauch und den anderen Zutaten mischen, ein wenig schwenken, in den Ofen geben und 30 Minuten lang bei 400 Grad F backen.
2. Die Mischung auf Teller verteilen und als Beilage servieren.

Ernährung: Kalorien 103, Fett 7,4, Ballaststoffe 3, Kohlenhydrate 8,3, Protein 3,4

Chili Rosenkohl

Zubereitungszeit: 10 Minuten
Kochzeit: 25 Minuten
Portionen: 4

Zutaten:
- 1 Esslöffel Olivenöl
- 1 Pfund Rosenkohl, getrimmt und halbiert
- 2 Knoblauchzehen, gehackt
- ½ Tasse fettarmer Mozzarella, zerkleinert
- Eine Prise Pfefferflocken, zerstoßen

Richtungen:
1. In einer Auflaufform die Sprossen mit dem Öl und den anderen Zutaten außer dem Käse vermengen und durchschwenken.
2. Den Käse darüber streuen, in den Ofen geben und 25 Minuten bei 400 Grad F backen.
3. Auf Teller verteilen und als Beilage servieren.

Ernährung: Kalorien 91, Fett 4,5, Ballaststoffe 4,3, Kohlenhydrate 10,9, Protein 5

Mischung aus Rosenkohl und Frühlingszwiebeln

Zubereitungszeit: 10 Minuten
Kochzeit: 25 Minuten
Portionen: 4

Zutaten:
- 2 Esslöffel Olivenöl
- 1 Pfund Rosenkohl, getrimmt und halbiert
- 3 Frühlingszwiebeln, gehackt
- 2 Knoblauchzehen, gehackt
- 1 Esslöffel Balsamico-Essig
- 1 Esslöffel süßer Paprika
- Eine Prise schwarzer Pfeffer

Richtungen:
1. In einer Backform den Rosenkohl mit dem Öl und den anderen Zutaten mischen, schwenken und 25 Minuten bei 400 Grad F backen.
2. Die Mischung auf Teller verteilen und servieren.

Ernährung: Kalorien 121, Fett 7,6, Ballaststoffe 5,2, Kohlenhydrate 12,7, Protein 4,4

pürierter Blumenkohl

Zubereitungszeit: 10 Minuten
Kochzeit: 25 Minuten
Portionen: 4

Zutaten:

- 2 Pfund Blumenkohlröschen
- ½ Tasse Kokosmilch
- Eine Prise schwarzer Pfeffer
- ½ Tasse fettarme saure Sahne
- 1 Esslöffel Koriander, gehackt
- 1 EL Schnittlauch, gehackt

Richtungen:
1. Den Blumenkohl in einen Topf geben, mit Wasser bedecken, bei mittlerer Hitze zum Kochen bringen, 25 Minuten kochen und abtropfen lassen.
2. Den Blumenkohl pürieren, die Milch, den schwarzen Pfeffer und die Sahne hinzufügen, gut verquirlen, auf die Teller verteilen, die restlichen Zutaten darüber streuen und servieren.

Ernährung: Kalorien 188, Fett 13,4, Ballaststoffe 6,4, Kohlenhydrate 15, Protein 6,1

Avocadosalat

Zubereitungszeit: 5 Minuten
Kochzeit: 0 Minuten
Portionen: 4

Zutaten:

- 2 Esslöffel Olivenöl
- 2 Avocados, geschält, entsteint und in Keile geschnitten
- 1 Tasse Kalamata-Oliven, entsteint und halbiert
- 1 Tasse Tomaten, gewürfelt
- 1 Esslöffel Ingwer, gerieben
- Eine Prise schwarzer Pfeffer
- 2 Tassen Baby-Rucola
- 1 Esslöffel Balsamico-Essig

Richtungen:

1. In einer Schüssel die Avocados mit der Kalamata und den anderen Zutaten mischen, schwenken und als Beilage servieren.

Ernährung: Kalorien 320, Fett 30,4, Ballaststoffe 8,7, Kohlenhydrate 13,9, Protein 3

Radieschen-Salat

Zubereitungszeit: 5 Minuten
Kochzeit: 0 Minuten
Portionen: 4

Zutaten:
- 2 Frühlingszwiebeln, in Scheiben geschnitten
- 1 Pfund Radieschen, gewürfelt
- 2 Esslöffel Balsamico-Essig
- 2 Esslöffel Olivenöl
- 1 Teelöffel Chilipulver
- 1 Tasse schwarze Oliven, entsteint und halbiert
- Eine Prise schwarzer Pfeffer

Richtungen:
1. In einer großen Salatschüssel Radieschen mit den Zwiebeln und den anderen Zutaten vermengen, schwenken und als Beilage servieren.

Ernährung: Kalorien 123, Fett 10,8, Ballaststoffe 3,3, Kohlenhydrate 7, Protein 1,3

Zitroniger Endiviensalat

Zubereitungszeit: 5 Minuten
Kochzeit: 0 Minuten
Portionen: 4

Zutaten:
- 2 Endivien, grob zerkleinert
- 1 Esslöffel Dill, gehackt
- ¼ Tasse Zitronensaft
- ¼ Tasse Olivenöl
- 2 Tassen Babyspinat
- 2 Tomaten, gewürfelt
- 1 Gurke, in Scheiben geschnitten
- ½ Tasse Walnüsse, gehackt

Richtungen:
1. In einer großen Schüssel die Endivien mit dem Spinat und den anderen Zutaten vermengen, schwenken und als Beilage servieren.

Ernährung: Kalorien 238, Fett 22,3, Ballaststoffe 3,1, Kohlenhydrate 8,4, Protein 5,7

Mischung aus Oliven und Mais

Zubereitungszeit: 5 Minuten
Kochzeit: 0 Minuten
Portionen: 4

Zutaten:
- 2 Esslöffel Olivenöl
- 1 Esslöffel Balsamico-Essig
- Eine Prise schwarzer Pfeffer
- 4 Tassen Mais
- 2 Tassen schwarze Oliven, entkernt und halbiert
- 1 rote Zwiebel, gehackt
- ½ Tasse Kirschtomaten, halbiert
- 1 EL Basilikum, gehackt
- 1 Esslöffel Jalapeno, gehackt
- 2 Tassen Römersalat, zerkleinert

Richtungen:
1. In einer großen Schüssel den Mais mit den Oliven, dem Salat und den anderen Zutaten vermengen, gut durchschwenken, auf Teller verteilen und als Beilage servieren.

Ernährung: Kalorien 290, Fett 16,1, Ballaststoffe 7,4, Kohlenhydrate 37,6, Protein 6,2

Salat mit Rucola und Pinienkernen

Zubereitungszeit: 5 Minuten
Kochzeit: 0 Minuten
Portionen: 4

Zutaten:
- ¼ Tasse Granatapfelkerne
- 5 Tassen Baby-Rucola
- 6 Esslöffel Frühlingszwiebeln, gehackt
- 1 Esslöffel Balsamico-Essig
- 2 Esslöffel Olivenöl
- 3 Esslöffel Pinienkerne
- ½ Schalotte, gehackt

Richtungen:
1. In einer Salatschüssel den Rucola mit dem Granatapfel und den anderen Zutaten mischen, mischen und servieren.

Ernährung: Kalorien 120, Fett 11,6, Ballaststoffe 0,9, Kohlenhydrate 4,2, Protein 1,8

Mandeln und Spinat

Zubereitungszeit: 10 Minuten
Kochzeit: 0 Minuten
Portionen: 4

Zutaten:
- 2 Esslöffel Olivenöl
- 2 Avocados, geschält, entsteint und in Keile geschnitten
- 3 Tassen Babyspinat
- ¼ Tasse Mandeln, geröstet und gehackt
- 1 Esslöffel Zitronensaft
- 1 Esslöffel Koriander, gehackt

Richtungen:
1. In einer Schüssel die Avocados mit den Mandeln, dem Spinat und den anderen Zutaten mischen, schwenken und als Beilage servieren.

Ernährung: Kalorien 181, Fett 4, Ballaststoffe 4,8, Kohlenhydrate 11,4, Protein 6

Grüne Bohnen und Feldsalat

Zubereitungszeit: 4 Minuten
Kochzeit: 0 Minuten
Portionen: 4

Zutaten:

- Saft von 1 Limette
- 2 Tassen Römersalat, zerkleinert
- 1 Tasse Mais
- ½ Pfund grüne Bohnen, blanchiert und halbiert
- 1 Gurke, gehackt
- 1/3 Tasse Schnittlauch, gehackt

Richtungen:

1. In einer Schüssel die grünen Bohnen mit dem Mais und den anderen Zutaten mischen, schwenken und servieren.

Ernährung: Kalorien 225, Fett 12, Ballaststoffe 2,4, Kohlenhydrate 11,2, Protein 3,5

Salat aus Endivien und Grünkohl

Zubereitungszeit: 4 Minuten
Kochzeit: 0 Minuten
Portionen: 4

Zutaten:
- 3 Esslöffel Olivenöl
- 2 Endivien, getrimmt und zerkleinert
- 2 Esslöffel Limettensaft
- 1 Esslöffel Limettenschale, gerieben
- 1 rote Zwiebel, in Scheiben geschnitten
- 1 Esslöffel Balsamico-Essig
- 1 Pfund Grünkohl, zerrissen
- Eine Prise schwarzer Pfeffer

Richtungen:
1. In einer Schüssel die Endivien mit dem Grünkohl und den anderen Zutaten vermischen, gut durchschwenken und kalt als Beilagensalat servieren.

Ernährung: Kalorien 270, Fett 11,4, Ballaststoffe 5, Kohlenhydrate 14,3, Protein 5,7

Edamame-Salat

Zubereitungszeit: 5 Minuten
Kochzeit: 6 Minuten
Portionen: 4

Zutaten:
- 2 Esslöffel Olivenöl
- 2 Esslöffel Balsamico-Essig
- 2 Knoblauchzehen, gehackt
- 3 Tassen Edamame, geschält
- 1 EL Schnittlauch, gehackt
- 2 Schalotten, gehackt

Richtungen:
1. Eine Pfanne mit dem Öl bei mittlerer Hitze erhitzen, die Edamame, den Knoblauch und die anderen Zutaten hinzufügen, schwenken, 6 Minuten kochen, auf Teller verteilen und servieren.

Ernährung: Kalorien 270, Fett 8,4, Ballaststoffe 5,3, Kohlenhydrate 11,4, Protein 6

Trauben-Avocado-Salat

Zubereitungszeit: 5 Minuten
Kochzeit: 0 Minuten
Portionen: 4

Zutaten:
- 2 Tassen Babyspinat
- 2 Avocados, geschält, entsteint und grob gewürfelt
- 1 Gurke, in Scheiben geschnitten
- 1 ½ Tassen grüne Trauben, halbiert
- 2 Esslöffel Avocadoöl
- 1 Esslöffel Apfelessig
- 2 Esslöffel Petersilie, gehackt
- Eine Prise schwarzer Pfeffer

Richtungen:
1. In einer Salatschüssel den Babyspinat mit den Avocados und den anderen Zutaten mischen, schwenken und servieren.

Ernährung: Kalorien 277, Fett 11,4, Ballaststoffe 5, Kohlenhydrate 14,6, Protein 4

Oregano-Auberginen-Mischung

Zubereitungszeit: 10 Minuten
Kochzeit: 20 Minuten
Portionen: 4

Zutaten:

- 2 große Auberginen, grob gewürfelt
- 1 Esslöffel Oregano, gehackt
- ½ Tasse fettarmer Parmesan, gerieben
- ¼ Teelöffel Knoblauchpulver
- 2 Esslöffel Olivenöl
- Eine Prise schwarzer Pfeffer

Richtungen:

1. In einer Backform die Auberginen mit dem Oregano und den anderen Zutaten außer dem Käse vermischen und schwenken.
2. Parmesan darüber streuen, in den Ofen geben und 20 Minuten bei 370 Grad F backen.
3. Auf Teller verteilen und als Beilage servieren.

Ernährung: Kalorien 248, Fett 8,4, Ballaststoffe 4, Kohlenhydrate 14,3, Protein 5,4

Gebackene Tomaten-Mischung

Zubereitungszeit: 10 Minuten
Kochzeit: 20 Minuten
Portionen: 4

Zutaten:

- 2 Pfund Tomaten, halbiert
- 1 EL Basilikum, gehackt
- 3 Esslöffel Olivenöl
- Schale von 1 Zitrone, gerieben
- 3 Knoblauchzehen, gehackt
- ¼ Tasse fettarmer Parmesan, gerieben
- Eine Prise schwarzer Pfeffer

Richtungen:
1. In einer Backform die Tomaten mit dem Basilikum und den anderen Zutaten außer dem Käse mischen und schwenken.
2. Den Parmesan darüber streuen, bei 375 Grad F für 20 Minuten in den Ofen geben, auf Teller verteilen und als Beilage servieren.

Ernährung: Kalorien 224, Fett 12, Ballaststoffe 4,3, Kohlenhydrate 10,8, Protein 5,1

Thymian-Pilze

Zubereitungszeit: 10 Minuten
Kochzeit: 30 Minuten
Portionen: 4

Zutaten:
- 2 Pfund weiße Champignons, halbiert
- 4 Knoblauchzehen, gehackt
- 2 Esslöffel Olivenöl
- 1 EL Thymian, gehackt
- 2 Esslöffel Petersilie, gehackt
- Schwarzer Pfeffer nach Geschmack

Richtungen:
1. Kombinieren Sie in einer Backform die Pilze mit dem Knoblauch und den anderen Zutaten, werfen Sie sie um, geben Sie sie in den Ofen und kochen Sie sie 30 Minuten lang bei 400 Grad F.
2. Auf Teller verteilen und als Beilage servieren.

Ernährung: Kalorien 251, Fett 9,3, Ballaststoffe 4, Kohlenhydrate 13,2, Protein 6

Spinat und Mais anbraten

Zubereitungszeit: 10 Minuten
Kochzeit: 15 Minuten
Portionen: 4

Zutaten:
- 1 Tasse Mais
- 1 Pfund Blattspinat
- 1 Teelöffel süßer Paprika
- 1 Esslöffel Olivenöl
- 1 gelbe Zwiebel, gehackt
- ½ Tasse Basilikum, zerrissen
- Eine Prise schwarzer Pfeffer
- ½ Teelöffel rote Paprikaflocken

Richtungen:
1. Eine Pfanne mit dem Öl bei mittlerer Hitze erhitzen, die Zwiebel hinzugeben, umrühren und 5 Minuten anbraten.
2. Mais, Spinat und die anderen Zutaten zugeben, schwenken, bei mittlerer Hitze weitere 10 Minuten garen, auf Teller verteilen und servieren.

Ernährung: Kalorien 201, Fett 13,1, Ballaststoffe 2,5, Kohlenhydrate 14,4, Protein 3,7

Mais und Frühlingszwiebeln anbraten

Zubereitungszeit: 10 Minuten
Kochzeit: 15 Minuten
Portionen: 4

Zutaten:
- 4 Tassen Mais
- 1 Esslöffel Avocadoöl
- 2 Schalotten, gehackt
- 1 Teelöffel Chilipulver
- 2 Esslöffel Tomatenmark, ohne Salzzusatz
- 3 Frühlingszwiebeln, gehackt
- Eine Prise schwarzer Pfeffer

Richtungen:
1. Eine Pfanne mit dem Öl bei mittlerer Hitze erhitzen, Frühlingszwiebeln und Chilipulver hinzufügen, umrühren und 5 Minuten anbraten.
2. Den Mais und die anderen Zutaten hinzufügen, umrühren, weitere 10 Minuten kochen, auf Teller verteilen und als Beilage servieren.

Ernährung: Kalorien 259, Fett 11,1, Ballaststoffe 2,6, Kohlenhydrate 13,2, Protein 3,5

Spinat-Mango-Salat

Zubereitungszeit: 10 Minuten
Kochzeit: 0 Minuten
Portionen: 4

Zutaten:
- 1 Tasse Mango, geschält und gewürfelt
- 4 Tassen Babyspinat
- 1 Esslöffel Olivenöl
- 2 Frühlingszwiebeln, gehackt
- 1 Esslöffel Zitronensaft
- 1 Esslöffel Kapern, abgetropft, ohne Salzzusatz
- 1/3 Tasse Mandeln, gehackt

Richtungen:
1. In einer Schüssel den Spinat mit der Mango und den anderen Zutaten mischen, schwenken und servieren.

Ernährung: Kalorien 200, Fett 7,4, Ballaststoffe 3, Kohlenhydrate 4,7, Protein 4,4

Senfkartoffeln

Zubereitungszeit: 5 Minuten
Kochzeit: 1 Stunde
Portionen: 4

Zutaten:

- 1 Pfund Goldkartoffeln, geschält und in Keile geschnitten
- 2 Esslöffel Olivenöl
- Eine Prise schwarzer Pfeffer
- 2 Esslöffel Rosmarin, gehackt
- 1 Esslöffel Dijon-Senf
- 2 Knoblauchzehen, gehackt

Richtungen:

1. In einer Backform die Kartoffeln mit dem Öl und den anderen Zutaten mischen, schwenken, bei 400 Grad F in den Ofen geben und etwa 1 Stunde backen.
2. Auf Teller verteilen und gleich als Beilage servieren.

Ernährung: Kalorien 237, Fett 11,5, Ballaststoffe 6,4, Kohlenhydrate 14,2, Protein 9

Kokos-Rosenkohl

Zubereitungszeit: 5 Minuten
Kochzeit: 30 Minuten
Portionen: 4

Zutaten:
- 1 Pfund Rosenkohl, getrimmt und halbiert
- 1 Tasse Kokoscreme
- 1 Esslöffel Olivenöl
- 2 Schalotten, gehackt
- Eine Prise schwarzer Pfeffer
- ½ Tasse Cashewnüsse, gehackt

Richtungen:
1. In einer Bratpfanne die Sprossen mit der Sahne und den restlichen Zutaten mischen, schwenken und 30 Minuten bei 350 Grad F im Ofen backen.
2. Auf Teller verteilen und als Beilage servieren.

Ernährung: Kalorien 270, Fett 6,5, Ballaststoffe 5,3, Kohlenhydrate 15,9, Protein 3,4

Salbei Karotten

Zubereitungszeit: 10 Minuten
Kochzeit: 30 Minuten
Portionen: 4

Zutaten:
- 2 Esslöffel Olivenöl
- 2 Teelöffel süßer Paprika
- 1 Pfund Karotten, geschält und grob gewürfelt
- 1 rote Zwiebel, gehackt
- 1 Esslöffel Salbei, gehackt
- Eine Prise schwarzer Pfeffer

Richtungen:
1. In einer Backform die Karotten mit dem Öl und den anderen Zutaten mischen, schwenken und 30 Minuten bei 380 Grad F backen.
2. Auf Teller verteilen und servieren.

Ernährung: Kalorien 200, Fett 8,7, Ballaststoffe 2,5, Kohlenhydrate 7,9, Protein 4

Knoblauchpilze und Mais

Zubereitungszeit: 10 Minuten
Kochzeit: 20 Minuten
Portionen: 4

Zutaten:
- 1 Pfund weiße Champignons, halbiert
- 2 Tassen Mais
- 2 Esslöffel Olivenöl
- 4 Knoblauchzehen, gehackt
- 1 Tasse Dosentomaten, ohne Salzzusatz, gehackt
- Eine Prise schwarzer Pfeffer
- ½ Teelöffel Chilipulver

Richtungen:
1. Eine Pfanne mit dem Öl bei mittlerer Hitze erhitzen, die Pilze, den Knoblauch und den Mais dazugeben, umrühren und 10 Minuten anbraten.
2. Restliche Zutaten dazugeben, umrühren, bei mittlerer Hitze weitere 10 Minuten garen, auf Teller verteilen und servieren.

Ernährung: Kalorien 285, Fett 13, Ballaststoffe 2,2, Kohlenhydrate 14,6, Protein 6,7.

Pesto Grüne Bohnen

Zubereitungszeit: 10 Minuten
Kochzeit: 15 Minuten
Portionen: 4

Zutaten:
- 2 Esslöffel Basilikumpesto
- 2 Teelöffel süßer Paprika
- 1 Pfund grüne Bohnen, getrimmt und halbiert
- Saft von 1 Zitrone
- 2 Esslöffel Olivenöl
- 1 rote Zwiebel, in Scheiben geschnitten
- Eine Prise schwarzer Pfeffer

Richtungen:
1. Eine Pfanne mit dem Öl bei mittlerer Hitze erhitzen, die Zwiebel hinzugeben, umrühren und 5 Minuten anbraten.
2. Die Bohnen und die restlichen Zutaten zugeben, schwenken, bei mittlerer Hitze 10 Minuten garen, auf Teller verteilen und servieren.

Ernährung: Kalorien 280, Fett 10, Ballaststoffe 7,6, Kohlenhydrate 13,9, Protein 4,7

Estragon-Tomaten

Zubereitungszeit: 5 Minuten
Kochzeit: 0 Minuten
Portionen: 4

Zutaten:
- 1 ½ Esslöffel Olivenöl
- 1 Pfund Tomaten, in Spalten geschnitten
- 1 Esslöffel Limettensaft
- 1 Esslöffel Limettenschale, gerieben
- 2 Esslöffel Estragon, gehackt
- Eine Prise schwarzer Pfeffer

Richtungen:
1. In einer Schüssel die Tomaten mit den anderen Zutaten mischen, schwenken und als Beilagensalat servieren.

Ernährung: Kalorien 170, Fett 4, Ballaststoffe 2,1, Kohlenhydrate 11,8, Proteine 6

Mandel Rüben

Zubereitungszeit: 10 Minuten
Kochzeit: 30 Minuten
Portionen: 4

Zutaten:
- 4 Rüben, geschält und in Spalten geschnitten
- 3 Esslöffel Olivenöl
- 2 Esslöffel Mandeln, gehackt
- 2 Esslöffel Balsamico-Essig
- Eine Prise schwarzer Pfeffer
- 2 Esslöffel Petersilie, gehackt

Richtungen:
1. In einer Backform die Rüben mit dem Öl und den anderen Zutaten mischen, schwenken, in den Ofen geben und 30 Minuten bei 400 Grad F backen.
2. Die Mischung auf Teller verteilen und servieren.

Ernährung: Kalorien 230, Fett 11, Ballaststoffe 4,2, Kohlenhydrate 7,3, Protein 3,6

Minzige Tomaten und Mais

Zubereitungszeit: 5 Minuten
Kochzeit: 0 Minuten
Portionen: 4

Zutaten:
- 2 Esslöffel Minze, gehackt
- 1 Pfund Tomaten, in Spalten geschnitten
- 2 Tassen Mais
- 2 Esslöffel Olivenöl
- 1 Esslöffel Rosmarin-Essig
- Eine Prise schwarzer Pfeffer

Richtungen:
1. In einer Salatschüssel die Tomaten mit dem Mais und den anderen Zutaten mischen, schwenken und servieren.

Genießen!

Ernährung: Kalorien 230, Fett 7,2, Ballaststoffe 2, Kohlenhydrate 11,6, Protein 4

Zucchini-Avocado-Salsa

Zubereitungszeit: 5 Minuten
Kochzeit: 10 Minuten
Portionen: 4

Zutaten:

- 2 Esslöffel Olivenöl
- 2 Zucchini, gewürfelt
- 1 Avocado, geschält, entsteint und gewürfelt
- 2 Tomaten, gewürfelt
- 1 Gurke, gewürfelt
- 1 gelbe Zwiebel, gehackt
- 2 Esslöffel frischer Limettensaft
- 2 Esslöffel Koriander, gehackt

Richtungen:

1. Eine Pfanne mit dem Öl bei mittlerer Hitze erhitzen, die Zwiebel und die Zucchini dazugeben, schwenken und 5 Minuten garen.
2. Restliche Zutaten dazugeben, umrühren, weitere 5 Minuten garen, auf Teller verteilen und servieren.

Ernährung: Kalorien 290, Fett 11,2, Ballaststoffe 6,1, Kohlenhydrate 14,7, Protein 5,6

Apfel-Kohl-Mischung

Zubereitungszeit: 5 Minuten
Kochzeit: 0 Minuten
Portionen: 4

Zutaten:
- 2 grüne Äpfel, entkernt und gewürfelt
- 1 Rotkohlkopf, geraspelt
- 2 Esslöffel Balsamico-Essig
- ½ Teelöffel Kümmel
- 2 Esslöffel Olivenöl
- Schwarzer Pfeffer nach Geschmack

Richtungen:
1. Den Kohl mit den Äpfeln und den anderen Zutaten in einer Schüssel mischen, schwenken und als Beilagensalat servieren.

Ernährung: Kalorien 165, Fett 7,4, Ballaststoffe 7,3, Kohlenhydrate 26, Protein 2,6

Geröstete Rüben

Zubereitungszeit: 10 Minuten
Kochzeit: 30 Minuten
Portionen: 4

Zutaten:
- 4 Rüben, geschält und in Spalten geschnitten
- 2 Esslöffel Olivenöl
- 2 Knoblauchzehen, gehackt
- Eine Prise schwarzer Pfeffer
- ¼ Tasse Petersilie, gehackt
- ¼ Tasse Walnüsse, gehackt

Richtungen:
1. In einer Auflaufform die Rüben mit dem Öl und den anderen Zutaten mischen, zum Beschichten schwenken, bei 220 Grad F in den Ofen geben, 30 Minuten backen, auf Teller verteilen und als Beilage servieren.

Ernährung: Kalorien 156, Fett 11,8, Ballaststoffe 2,7, Kohlenhydrate 11,5, Protein 3,8

Dill Kohl

Zubereitungszeit: 10 Minuten
Kochzeit: 15 Minuten
Portionen: 4

Zutaten:

- 1 Pfund Grünkohl, zerkleinert
- 1 gelbe Zwiebel, gehackt
- 1 Tomate, gewürfelt
- 1 Esslöffel Dill, gehackt
- Eine Prise schwarzer Pfeffer
- 1 Esslöffel Olivenöl

Richtungen:

1. Eine Pfanne mit dem Öl bei mittlerer Hitze erhitzen, die Zwiebel dazugeben und 5 Minuten anschwitzen.
2. Den Kohl und die restlichen Zutaten zugeben, schwenken, bei mittlerer Hitze 10 Minuten garen, auf Teller verteilen und servieren.

Ernährung: Kalorien 74, Fett 3,7, Ballaststoffe 3,7, Kohlenhydrate 10,2, Protein 2,1

Kohl- und Karottensalat

Zubereitungszeit: 5 Minuten
Kochzeit: 0 Minuten
Portionen: 4

Zutaten:
- 2 Schalotten, gehackt
- 2 Karotten, gerieben
- 1 großer Rotkohlkopf, geraspelt
- 1 Esslöffel Olivenöl
- 1 Esslöffel roter Essig
- Eine Prise schwarzer Pfeffer
- 1 Esslöffel Limettensaft

Richtungen:
1. In einer Schüssel den Kohl mit den Schalotten und den anderen Zutaten mischen, schwenken und als Beilagensalat servieren.

Ernährung: Kalorien 106, Fett 3,8, Ballaststoffe 6,5, Kohlenhydrate 18, Protein 3,3

Tomaten-Oliven-Salsa

Zubereitungszeit: 10 Minuten
Kochzeit: 0 Minuten
Portionen: 6

Zutaten:
- 1 Pfund Kirschtomaten, halbiert
- 2 Esslöffel Olivenöl
- 1 Tasse Kalamata-Oliven, entsteint und halbiert
- Eine Prise schwarzer Pfeffer
- 1 rote Zwiebel, gehackt
- 1 Esslöffel Balsamico-Essig
- ¼ Tasse Koriander, gehackt

Richtungen:
1. In einer Schüssel die Tomaten mit den Oliven und den anderen Zutaten mischen, schwenken und als Beilagensalat servieren.

Ernährung: Kalorien 131, Fett 10,9, Ballaststoffe 3,1, Kohlenhydrate 9,2, Protein 1,6

Zucchini-Salat

Zubereitungszeit: 4 Minuten
Kochzeit: 0 Minuten
Portionen: 4

Zutaten:

- 2 Zucchini, mit Spiralschneider geschnitten
- 1 rote Zwiebel, in Scheiben geschnitten
- 1 Esslöffel Basilikumpesto
- 1 Esslöffel Zitronensaft
- 1 Esslöffel Olivenöl
- ½ Tasse Koriander, gehackt
- Schwarzer Pfeffer nach Geschmack

Richtungen:

1. In einer Salatschüssel die Zucchini mit der Zwiebel und den anderen Zutaten mischen, schwenken und servieren.

Ernährung: Kalorien 58, Fett 3,8, Ballaststoffe 1,8, Kohlenhydrate 6, Protein 1,6

Curry-Karotten-Kraut

Zubereitungszeit: 4 Minuten
Kochzeit: 0 Minuten
Portionen: 4

Zutaten:
- 1 Pfund Karotten, geschält und grob gerieben
- 2 Esslöffel Avocadoöl
- 2 Esslöffel Zitronensaft
- 3 Esslöffel Sesam
- ½ Teelöffel Currypulver
- 1 Teelöffel Rosmarin, getrocknet
- ½ Teelöffel Kreuzkümmel, gemahlen

Richtungen:
1. Möhren in einer Schüssel mit Öl, Zitronensaft und den restlichen Zutaten mischen, schwenken und kalt als Beilagensalat servieren.

Ernährung: Kalorien 99, Fett 4,4, Ballaststoffe 4,2, Kohlenhydrate 13,7, Protein 2,4

Kopfsalat und Rübensalat

Zubereitungszeit: 5 Minuten
Kochzeit: 0 Minuten
Portionen: 4

Zutaten:
- 1 Esslöffel Ingwer, gerieben
- 2 Knoblauchzehen, gehackt
- 4 Tassen Römersalat, zerrissen
- 1 Rübe, geschält und gerieben
- 2 Frühlingszwiebeln, gehackt
- 1 Esslöffel Balsamico-Essig
- 1 Esslöffel Sesam

Richtungen:
1. In einer Schüssel Salat mit Ingwer, Knoblauch und den anderen Zutaten vermengen, schwenken und als Beilage servieren.

Ernährung: Kalorien 42, Fett 1,4, Ballaststoffe 1,5, Kohlenhydrate 6,7, Protein 1,4

Kräuter Radieschen

Zubereitungszeit: 5 Minuten
Kochzeit: 0 Minuten
Portionen: 4

Zutaten:
- 1 Pfund rote Radieschen, grob gewürfelt
- 1 EL Schnittlauch, gehackt
- 1 EL Petersilie, gehackt
- 1 Esslöffel Oregano, gehackt
- 2 Esslöffel Olivenöl
- 1 Esslöffel Limettensaft
- Schwarzer Pfeffer nach Geschmack

Richtungen:
1. In einer Salatschüssel die Radieschen mit dem Schnittlauch und den anderen Zutaten mischen, schwenken und servieren.

Ernährung: Kalorien 85, Fett 7,3, Ballaststoffe 2,4, Kohlenhydrate 5,6, Protein 1

Gebackene Fenchelmischung

Zubereitungszeit: 5 Minuten
Kochzeit: 20 Minuten
Portionen: 4

Zutaten:

- 2 Fenchelknollen, in Scheiben geschnitten
- 1 Teelöffel süßer Paprika
- 1 kleine rote Zwiebel, in Scheiben geschnitten
- 2 Esslöffel Olivenöl
- 2 Esslöffel Limettensaft
- 2 Esslöffel Dill, gehackt
- Schwarzer Pfeffer nach Geschmack

Richtungen:

1. In einer Bratpfanne den Fenchel mit dem Paprika und den anderen Zutaten mischen, schwenken und 20 Minuten bei 380 Grad F backen.
2. Die Mischung auf Teller verteilen und servieren.

Ernährung: Kalorien 114, Fett 7,4, Ballaststoffe 4,5, Kohlenhydrate 13,2, Protein 2,1

Geröstete Paprika

Zubereitungszeit: 10 Minuten
Kochzeit: 30 Minuten
Portionen: 4

Zutaten:
- 1 Pfund gemischte Paprika, in Keile geschnitten
- 1 rote Zwiebel, in dünne Scheiben geschnitten
- 2 Esslöffel Olivenöl
- Schwarzer Pfeffer nach Geschmack
- 1 Esslöffel Oregano, gehackt
- 2 Esslöffel Minzblätter, gehackt

Richtungen:
1. In einer Bratpfanne die Paprika mit der Zwiebel und den anderen Zutaten mischen, schwenken und 30 Minuten bei 380 Grad F backen.
2. Die Mischung auf Teller verteilen und servieren.

Ernährung: Kalorien 240, Fett 8,2, Ballaststoffe 4,2, Kohlenhydrate 11,3, Protein 5,6

Datteln und Kohl anbraten

Zubereitungszeit: 5 Minuten
Kochzeit: 15 Minuten
Portionen: 4

Zutaten:
- 1 Pfund Rotkohl, geraspelt
- 8 Datteln, entsteint und in Scheiben geschnitten
- 2 Esslöffel Olivenöl
- ¼ Tasse natriumarme Gemüsebrühe
- 2 Esslöffel Schnittlauch, gehackt
- 2 Esslöffel Zitronensaft
- Schwarzer Pfeffer nach Geschmack

Richtungen:
1. Eine Pfanne mit dem Öl bei mittlerer Hitze erhitzen, Kohl und Datteln dazugeben, schwenken und 4 Minuten garen.
2. Die Brühe und die anderen Zutaten hinzufügen, umrühren, bei mittlerer Hitze weitere 11 Minuten kochen, auf Teller verteilen und servieren.

Ernährung: Kalorien 280, Fett 8,1, Ballaststoffe 4,1, Kohlenhydrate 8,7, Protein 6,3

Mischung aus schwarzen Bohnen

Zubereitungszeit: 4 Minuten
Kochzeit: 0 Minuten
Portionen: 4

Zutaten:
- 3 Tassen schwarze Bohnen aus der Dose, ohne Salzzusatz, abgetropft und gespült
- 1 Tasse Kirschtomaten, halbiert
- 2 Schalotten, gehackt
- 3 Esslöffel Olivenöl
- 1 Esslöffel Balsamico-Essig
- Schwarzer Pfeffer nach Geschmack
- 1 EL Schnittlauch, gehackt

Richtungen:
1. In einer Schüssel die Bohnen mit den Tomaten und den anderen Zutaten vermengen, durchschwenken und kalt als Beilage servieren.

Ernährung: Kalorien 310, Fett 11,0, Ballaststoffe 5,3, Kohlenhydrate 19,6, Protein 6,8

Mischung aus Oliven und Endivien

Zubereitungszeit: 4 Minuten
Kochzeit: 0 Minuten
Portionen: 4

Zutaten:
- 2 Frühlingszwiebeln, gehackt
- 2 Endivien, geraspelt
- 1 Tasse schwarze Oliven, entkernt und in Scheiben geschnitten
- ½ Tasse Kalamata-Oliven, entsteint und in Scheiben geschnitten
- ¼ Tasse Apfelessig
- 2 Esslöffel Olivenöl
- 1 Esslöffel Koriander, gehackt

Richtungen:
1. In einer Schüssel die Endivien mit den Oliven und den anderen Zutaten mischen, schwenken und servieren.

Ernährung: Kalorien 230, Fett 9,1, Ballaststoffe 6,3, Kohlenhydrate 14,6, Protein 7,2

Tomaten-Gurken-Salat

Zubereitungszeit: 5 Minuten
Kochzeit: 0 Minuten
Portionen: 4

Zutaten:
- ½ Pfund Tomaten, gewürfelt
- 2 Gurken, in Scheiben geschnitten
- 1 Esslöffel Olivenöl
- 2 Frühlingszwiebeln, gehackt
- Schwarzer Pfeffer nach Geschmack
- Saft von 1 Limette
- ½ Tasse Basilikum, gehackt

Richtungen:
1. In einer Salatschüssel die Tomaten mit der Gurke und den anderen Zutaten vermischen, schwenken und kalt servieren.

Ernährung: Kalorien 224, Fett 11,2, Ballaststoffe 5,1, Kohlenhydrate 8,9, Protein 6,2

Paprika- und Karottensalat

Zubereitungszeit: 5 Minuten
Kochzeit: 0 Minuten
Portionen: 4

Zutaten:
- 1 Tasse Kirschtomaten, halbiert
- 1 gelbe Paprika, gehackt
- 1 rote Paprika, gehackt
- 1 grüne Paprika, gehackt
- ½ Pfund Karotten, geraspelt
- 3 EL Rotweinessig
- 2 Esslöffel Olivenöl
- 1 Esslöffel Koriander, gehackt
- Schwarzer Pfeffer nach Geschmack

Richtungen:
1. In einer Salatschüssel die Tomaten mit Paprika, Karotten und den anderen Zutaten mischen, schwenken und als Beilagensalat servieren.

Ernährung: Kalorien 123, Fett 4, Ballaststoffe 8,4, Kohlenhydrate 14,4, Protein 1,1

Mischung aus schwarzen Bohnen und Reis

Zubereitungszeit: 10 Minuten
Kochzeit: 30 Minuten
Portionen: 4

Zutaten:
- 2 Esslöffel Olivenöl
- 1 gelbe Zwiebel, gehackt
- 1 Tasse schwarze Bohnen aus der Dose, ohne Salzzusatz, abgetropft und gespült
- 2 Tassen schwarzer Reis
- 4 Tassen natriumarme Hühnerbrühe
- 2 Esslöffel Thymian, gehackt
- Schale einer halben Zitrone, gerieben
- Eine Prise schwarzer Pfeffer

Richtungen:
1. Eine Pfanne mit dem Öl bei mittlerer Hitze erhitzen, die Zwiebel hinzugeben, umrühren und 4 Minuten anbraten.
2. Bohnen, Reis und die anderen Zutaten zugeben, umrühren, aufkochen und bei mittlerer Hitze 25 Minuten kochen.
3. Rühren Sie die Mischung um, verteilen Sie sie auf Teller und servieren Sie sie.

Ernährung: Kalorien 290, Fett 15,3, Ballaststoffe 6,2, Kohlenhydrate 14,6, Protein 8

Reis-Blumenkohl-Mix

Zubereitungszeit: 10 Minuten
Kochzeit: 25 Minuten
Portionen: 4

Zutaten:

- 1 Tasse Blumenkohlröschen
- 1 Tasse weißer Reis
- 2 Tassen natriumarme Hühnerbrühe
- 1 Esslöffel Avocadoöl
- 2 Schalotten, gehackt
- ¼ Tasse Preiselbeeren
- ½ Tasse Mandeln, in Scheiben geschnitten

Richtungen:

1. Eine Pfanne mit dem Öl bei mittlerer Hitze erhitzen, die Schalotten dazugeben, umrühren und 5 Minuten dünsten.
2. Den Blumenkohl, den Reis und die anderen Zutaten dazugeben, umrühren, zum Köcheln bringen und bei mittlerer Hitze 20 Minuten garen.
3. Die Mischung auf Teller verteilen und servieren.

Ernährung: Kalorien 290, Fett 15,1, Ballaststoffe 5,6, Kohlenhydrate 7, Protein 4,5

Balsamico-Bohnen-Mischung

Zubereitungszeit: 10 Minuten
Kochzeit: 0 Minuten
Portionen: 4

Zutaten:
- 2 Tassen schwarze Bohnen aus der Dose, ohne Salzzusatz, abgetropft und gespült
- 2 Tassen weiße Bohnen aus der Dose, ohne Salzzusatz, abgetropft und gespült
- 2 Esslöffel Balsamico-Essig
- 2 Esslöffel Olivenöl
- 1 Teelöffel Oregano, getrocknet
- 1 Teelöffel Basilikum, getrocknet
- 1 EL Schnittlauch, gehackt

Richtungen:
1. In einer Salatschüssel die Bohnen mit dem Essig und den anderen Zutaten vermengen, schwenken und als Beilagensalat servieren.

Ernährung: Kalorien 322, Fett 15,1, Ballaststoffe 10, Kohlenhydrate 22,0, Protein 7

Cremige Rüben

Zubereitungszeit: 5 Minuten
Kochzeit: 20 Minuten
Portionen: 4

Zutaten:

- 1 Pfund Rüben, geschält und gewürfelt
- 1 rote Zwiebel, gehackt
- 1 Esslöffel Olivenöl
- ½ Tasse Kokoscreme
- 4 EL fettarmer Joghurt
- 1 EL Schnittlauch, gehackt

Richtungen:
1. Eine Pfanne mit dem Öl bei mittlerer Hitze erhitzen, die Zwiebel dazugeben, umrühren und 4 Minuten anbraten.
2. Rüben, Sahne und die restlichen Zutaten zugeben, schwenken, bei mittlerer Hitze weitere 15 Minuten garen, auf Teller verteilen und servieren.

Ernährung: Kalorien 250, Fett 13,4, Ballaststoffe 3, Kohlenhydrate 13,3, Protein 6,4

Mix aus Avocado und Paprika

Zubereitungszeit: 10 Minuten
Kochzeit: 14 Minuten
Portionen: 4

Zutaten:
- 1 Esslöffel Avocadoöl
- 1 Teelöffel süßer Paprika
- 1 Pfund gemischte Paprika, in Streifen geschnitten
- 1 Avocado, geschält, entsteint und halbiert
- 1 Teelöffel Knoblauchpulver
- 1 Teelöffel Rosmarin, getrocknet
- ½ Tasse natriumarme Gemüsebrühe
- Schwarzer Pfeffer nach Geschmack

Richtungen:
1. Eine Pfanne mit dem Öl bei mittlerer Hitze erhitzen, alle Paprikaschoten hinzugeben, umrühren und 5 Minuten anbraten.
2. Restliche Zutaten dazugeben, umrühren, weitere 9 Minuten bei mittlerer Hitze garen, auf Teller verteilen und servieren.

Ernährung: Kalorien 245, Fett 13,8, Ballaststoffe 5, Kohlenhydrate 22,5, Protein 5,4

Geröstete Süßkartoffel und Rüben

Zubereitungszeit: 10 Minuten
Kochzeit: 1 Stunde
Portionen: 4

Zutaten:

- 3 Esslöffel Olivenöl
- 2 Süßkartoffeln, geschält und in Spalten geschnitten
- 2 Rüben, geschält und in Spalten geschnitten
- 1 Esslöffel Oregano, gehackt
- 1 Esslöffel Limettensaft
- Schwarzer Pfeffer nach Geschmack

Richtungen:

1. Ordnen Sie die Süßkartoffeln und die Rüben auf einem mit Backpapier ausgelegten Backblech an, fügen Sie die restlichen Zutaten hinzu, mischen Sie, geben Sie sie in den Ofen und backen Sie sie bei 375 Grad F für 1 Stunde/
2. Auf Teller verteilen und als Beilage servieren.

Ernährung: Kalorien 240, Fett 11,2, Ballaststoffe 4, Kohlenhydrate 8,6, Protein 12,1

Grünkohl anbraten

Zubereitungszeit: 10 Minuten
Kochzeit: 15 Minuten
Portionen: 4

Zutaten:
- 2 Esslöffel Olivenöl
- 3 Esslöffel Kokosaminos
- 1 Pfund Grünkohl, zerrissen
- 1 rote Zwiebel, gehackt
- 2 Knoblauchzehen, gehackt
- 1 Esslöffel Limettensaft
- 1 Esslöffel Koriander, gehackt

Richtungen:
1. Eine Pfanne mit dem Olivenöl bei mittlerer Hitze erhitzen, die Zwiebel und den Knoblauch dazugeben und 5 Minuten anschwitzen.
2. Den Grünkohl und die anderen Zutaten dazugeben, schwenken, bei mittlerer Hitze 10 Minuten garen, auf Teller verteilen und servieren.

Ernährung: Kalorien 200, Fett 7,1, Ballaststoffe 2, Kohlenhydrate 6,4, Protein 6

Gewürzte Karotten

Zubereitungszeit: 10 Minuten
Kochzeit: 20 Minuten
Portionen: 4

Zutaten:
- 1 Esslöffel Zitronensaft
- 1 Esslöffel Olivenöl
- ½ Teelöffel Piment, gemahlen
- ½ Teelöffel Kreuzkümmel, gemahlen
- ½ Teelöffel Muskatnuss, gemahlen
- 1 Pfund Babykarotten, getrimmt
- 1 Esslöffel Rosmarin, gehackt
- Schwarzer Pfeffer nach Geschmack

Richtungen:
1. In einer Bratpfanne die Karotten mit Zitronensaft, Öl und den anderen Zutaten mischen, schwenken, in den Ofen geben und 20 Minuten bei 400 Grad F backen.
2. Auf Teller verteilen und servieren.

Ernährung: Kalorien 260, Fett 11,2, Ballaststoffe 4,5, Kohlenhydrate 8,3, Protein 4,3

Zitronige Artischocken

Zubereitungszeit: 10 Minuten
Kochzeit: 20 Minuten
Portionen: 4

Zutaten:

- 2 Esslöffel Zitronensaft
- 4 Artischocken, geputzt und halbiert
- 1 Esslöffel Dill, gehackt
- 2 Esslöffel Olivenöl
- Eine Prise schwarzer Pfeffer

Richtungen:

1. In einer Bratpfanne die Artischocken mit dem Zitronensaft und den anderen Zutaten mischen, vorsichtig schwenken und bei 200 Grad F 20 Minuten lang backen. Auf Teller verteilen und servieren.

Ernährung: Kalorien 140, Fett 7,3, Ballaststoffe 8,9, Kohlenhydrate 17,7, Protein 5,5

Brokkoli, Bohnen und Reis

Zubereitungszeit: 10 Minuten
Kochzeit: 30 Minuten
Portionen: 4

Zutaten:
- 1 Tasse Brokkoliröschen, gehackt
- 1 Tasse schwarze Bohnen aus der Dose, ohne Salzzusatz, abgetropft
- 1 Tasse weißer Reis
- 2 Tassen natriumarme Hühnerbrühe
- 2 Teelöffel süßer Paprika
- Schwarzer Pfeffer nach Geschmack

Richtungen:
1. Die Brühe in einen Topf geben, bei mittlerer Hitze erhitzen, den Reis und die restlichen Zutaten zugeben, umrühren, aufkochen und 30 Minuten unter gelegentlichem Rühren kochen.
2. Die Mischung auf Teller verteilen und als Beilage servieren.

Ernährung: Kalorien 347, Fett 1,2, Ballaststoffe 9, Kohlenhydrate 69,3, Protein 15,1

Gebackener Kürbis-Mix

Zubereitungszeit: 10 Minuten
Kochzeit: 45 Minuten
Portionen: 4

Zutaten:
- 2 Esslöffel Olivenöl
- 2 Pfund Butternusskürbis, geschält und in Keile geschnitten
- 1 Esslöffel Zitronensaft
- 1 Teelöffel Chilipulver
- 1 Teelöffel Knoblauchpulver
- 2 Teelöffel Koriander, gehackt
- Eine Prise schwarzer Pfeffer

Richtungen
1. In einer Bratpfanne den Kürbis mit dem Öl und den anderen Zutaten mischen, vorsichtig schwenken, im Ofen bei 400 Grad F 45 Minuten lang backen, auf Teller verteilen und als Beilage servieren.

Ernährung: Kalorien 167, Fett 7,4, Ballaststoffe 4,9, Kohlenhydrate 27,5, Protein 2,5

Cremiger Spargel

Zubereitungszeit: 5 Minuten
Kochzeit: 20 Minuten
Portionen: 4

Zutaten:
- ½ Teelöffel Muskatnuss, gemahlen
- 1 Pfund Spargel, getrimmt und halbiert
- 1 Tasse Kokoscreme
- 1 gelbe Zwiebel, gehackt
- 2 Esslöffel Olivenöl
- 1 Esslöffel Limettensaft
- 1 Esslöffel Koriander, gehackt

Richtungen:
1. Eine Pfanne mit dem Öl bei mittlerer Hitze erhitzen, die Zwiebel und die Muskatnuss dazugeben, umrühren und 5 Minuten anschwitzen.
2. Den Spargel und die anderen Zutaten dazugeben, durchschwenken, zum Köcheln bringen und bei mittlerer Hitze 15 Minuten garen.
3. Auf Teller verteilen und servieren.

Ernährung: Kalorien 236, Fett 21,6, Ballaststoffe 4,4, Kohlenhydrate 11,4, Protein 4,2

Basilikum-Rüben-Mix

Zubereitungszeit: 10 Minuten
Kochzeit: 15 Minuten
Portionen: 4

Zutaten:
- 1 Esslöffel Avocadoöl
- 4 Rüben, in Scheiben geschnitten
- ¼ Tasse Basilikum, gehackt
- Schwarzer Pfeffer nach Geschmack
- ¼ Tasse natriumarme Gemüsebrühe
- ½ Tasse Walnüsse, gehackt
- 2 Knoblauchzehen, gehackt

Richtungen:
1. Eine Pfanne mit dem Öl bei mittlerer Hitze erhitzen, den Knoblauch und die Rüben dazugeben und 5 Minuten anbraten.
2. Restliche Zutaten dazugeben, umrühren, weitere 10 Minuten garen, auf Teller verteilen und servieren.

Ernährung: Kalorien 140, Fett 9,7, Ballaststoffe 3,3, Kohlenhydrate 10,5, Protein 5

Reis und Kapern mischen

Zubereitungszeit: 10 Minuten
Kochzeit: 20 Minuten
Portionen: 4

Zutaten:
- 1 Tasse weißer Reis
- 1 Esslöffel Kapern, gehackt
- 2 Tassen natriumarme Hühnerbrühe
- 1 rote Zwiebel, gehackt
- 1 Esslöffel Avocadoöl
- 1 Esslöffel Koriander, gehackt
- 1 Teelöffel süßer Paprika

Richtungen:
1. Eine Pfanne mit dem Öl bei mittlerer Hitze erhitzen, die Zwiebel hinzugeben, umrühren und 5 Minuten anbraten.
2. Reis, Kapern und die anderen Zutaten hinzufügen, umrühren, zum Köcheln bringen und 15 Minuten kochen lassen.
3. Die Mischung auf Teller verteilen und als Beilage servieren.

Ernährung: Kalorien 189, Fett 0,9, Ballaststoffe 1,6, Kohlenhydrate 40,2, Protein 4,3

Spinat-Grünkohl-Mix

Zubereitungszeit: 5 Minuten
Kochzeit: 15 Minuten
Portionen: 4

Zutaten:
- 2 Tassen Babyspinat
- 5 Tassen Grünkohl, zerrissen
- 2 Schalotten, gehackt
- 2 Knoblauchzehen, gehackt
- 1 Tasse Dosentomaten, ohne Salzzusatz, gehackt
- 1 Esslöffel Olivenöl

Richtungen:
1. Eine Pfanne mit dem Öl bei mittlerer Hitze erhitzen, die Schalotten dazugeben, umrühren und 5 Minuten anbraten.
2. Spinat, Grünkohl und die anderen Zutaten zugeben, schwenken, weitere 10 Minuten garen, auf Teller verteilen und als Beilage servieren.

Ernährung: Kalorien 89, Fett 3,7, Ballaststoffe 2,2, Kohlenhydrate 12,4, Protein 3,6

Truthahn und Kreuzkümmel-Brokkoli

Zubereitungszeit: 10 Minuten
Kochzeit: 30 Minuten
Portionen: 4

Zutaten:
- 1 rote Zwiebel, gehackt
- 1 Pfund Putenbrust, ohne Haut, ohne Knochen und gewürfelt
- 2 Tassen Brokkoliröschen
- 1 Teelöffel Kreuzkümmel, gemahlen
- 3 Knoblauchzehen, gehackt
- 2 Esslöffel Olivenöl
- 14 Unzen Kokosmilch
- Eine Prise schwarzer Pfeffer
- ¼ Tasse Koriander, gehackt

Richtungen:
1. Einen Topf mit dem Öl bei mittlerer Hitze erhitzen, die Zwiebel und den Knoblauch dazugeben, umrühren und 5 Minuten dünsten.
2. Fügen Sie den Truthahn hinzu, schwenken Sie ihn und bräunen Sie ihn 5 Minuten lang.
3. Den Brokkoli und die restlichen Zutaten zugeben, bei mittlerer Hitze zum Köcheln bringen und 20 Minuten garen.
4. Die Mischung auf Teller verteilen und servieren.

Ernährung: Kalorien 438, Fett 32,9, Ballaststoffe 4,7, Kohlenhydrate 16,8, Protein 23,5

Nelken Huhn

Zubereitungszeit: 10 Minuten
Kochzeit: 30 Minuten
Portionen: 4

Zutaten:
- 1 Pfund Hähnchenbrust, ohne Haut, ohne Knochen und gewürfelt
- 1 Tasse natriumarme Hühnerbrühe
- 1 Esslöffel Avocadoöl
- 2 Teelöffel Nelken, gemahlen
- 1 gelbe Zwiebel, gehackt
- 2 Teelöffel süßer Paprika
- 3 Tomaten, gewürfelt
- Eine Prise Salz und schwarzer Pfeffer
- ½ Tasse Petersilie, gehackt

Richtungen:
1. Eine Pfanne mit dem Öl bei mittlerer Hitze erhitzen, die Zwiebel dazugeben und 5 Minuten anschwitzen.
2. Fügen Sie das Huhn hinzu und braten Sie es weitere 5 Minuten an.
3. Die Brühe und die restlichen Zutaten hinzufügen, zum Köcheln bringen und bei mittlerer Hitze weitere 20 Minuten kochen.
4. Die Mischung auf Teller verteilen und servieren.

Ernährung: Kalorien 324, Fett 12,3, Ballaststoffe 5, Kohlenhydrate 33,10, Protein 22,4

Hähnchen mit Ingwer-Artischocken

Zubereitungszeit: 10 Minuten
Kochzeit: 30 Minuten
Portionen: 4

Zutaten:
- 2 Hähnchenbrust, ohne Haut, ohne Knochen und halbiert
- 1 Esslöffel Ingwer, gerieben
- 1 Tasse Dosentomaten, ohne Salzzusatz, gehackt
- 10 Unzen Artischocken aus der Dose, ohne Salzzusatz, abgetropft und geviertelt
- 2 Esslöffel Zitronensaft
- 2 Esslöffel Olivenöl
- Eine Prise schwarzer Pfeffer

Richtungen:
1. Eine Pfanne mit dem Öl bei mittlerer Hitze erhitzen, den Ingwer und die Artischocken dazugeben, schwenken und 5 Minuten garen.
2. Fügen Sie das Huhn hinzu und kochen Sie weitere 5 Minuten.
3. Die restlichen Zutaten hinzufügen, zum Köcheln bringen und weitere 20 Minuten kochen.
4. Alles auf Teller verteilen und servieren.

Ernährung: Kalorien 300, Fett 14,5, Ballaststoffe 5,3, Kohlenhydrate 16,4, Protein 15,1

Mischung aus Truthahn und Pfefferkörnern

Zubereitungszeit: 10 Minuten
Kochzeit: 30 Minuten
Portionen: 4

Zutaten:
- ½ Esslöffel schwarze Pfefferkörner
- 1 Esslöffel Olivenöl
- 1 Pfund Putenbrust, ohne Haut, ohne Knochen und gewürfelt
- 1 Tasse natriumarme Hühnerbrühe
- 3 Knoblauchzehen, gehackt
- 2 Tomaten, gewürfelt
- Eine Prise schwarzer Pfeffer
- 2 Esslöffel Frühlingszwiebeln, gehackt

Richtungen:
1. Eine Pfanne mit dem Öl bei mittlerer Hitze erhitzen, den Knoblauch und den Truthahn dazugeben und 5 Minuten anbraten.
2. Die Pfefferkörner und die restlichen Zutaten zugeben, zum Köcheln bringen und bei mittlerer Hitze 25 Minuten köcheln lassen.
3. Die Mischung auf Teller verteilen und servieren.

Ernährung: Kalorien 313, Fett 13,3, Ballaststoffe 7, Kohlenhydrate 23,4, Protein 16

Hühnerschenkel und Rosmaringemüse

Zubereitungszeit: 10 Minuten
Kochzeit: 40 Minuten
Portionen: 4

Zutaten:
- 2 Pfund Hähnchenbrust, ohne Haut, ohne Knochen und gewürfelt
- 1 Karotte, gewürfelt
- 1 Selleriestange, gehackt
- 1 Tomate, gewürfelt
- 2 kleine rote Zwiebeln, in Scheiben geschnitten
- 1 Zucchini, gewürfelt
- 2 Knoblauchzehen, gehackt
- 1 Esslöffel Rosmarin, gehackt
- 2 Esslöffel Olivenöl
- Schwarzer Pfeffer nach Geschmack
- ½ Tasse natriumarme Gemüsebrühe

Richtungen:
1. Eine Pfanne mit dem Öl bei mittlerer Hitze erhitzen, die Zwiebeln und den Knoblauch dazugeben, umrühren und 5 Minuten dünsten.
2. Fügen Sie das Huhn hinzu, schwenken Sie es und braten Sie es weitere 5 Minuten lang an.
3. Die Karotte und die anderen Zutaten hinzufügen, umrühren, zum Köcheln bringen und bei mittlerer Hitze 30 Minuten kochen.
4. Die Mischung auf Teller verteilen und servieren.

Ernährung: Kalorien 325, Fett 22,5, Ballaststoffe 6,1, Kohlenhydrate 15,5, Protein 33,2

Huhn mit Karotten und Kohl

Zubereitungszeit: 10 Minuten
Kochzeit: 25 Minuten
Portionen: 4

Zutaten:
- 1 Pfund Hähnchenbrust, ohne Haut, ohne Knochen und gewürfelt
- 2 Esslöffel Olivenöl
- 2 Karotten, geschält und geraspelt
- 1 Teelöffel süßer Paprika
- ½ Tasse natriumarme Gemüsebrühe
- 1 Rotkohlkopf, geraspelt
- 1 gelbe Zwiebel, gehackt
- Schwarzer Pfeffer nach Geschmack

Richtungen:
1. Eine Pfanne mit dem Öl bei mittlerer Hitze erhitzen, die Zwiebel dazugeben, umrühren und 5 Minuten anbraten.
2. Fügen Sie das Fleisch hinzu und braten Sie es weitere 5 Minuten an.
3. Die Karotten und die anderen Zutaten hinzufügen, umrühren, zum Köcheln bringen und bei mittlerer Hitze 15 Minuten kochen.
4. Alles auf Teller verteilen und servieren.

Ernährung: Kalorien 370, Fett 22,2, Ballaststoffe 5,2, Kohlenhydrate 44,2, Protein 24,2

Auberginen- und Truthahn-Sandwich

Zubereitungszeit: 10 Minuten
Kochzeit: 25 Minuten
Portionen: 4

Zutaten:

- 1 Putenbrust, ohne Haut, ohne Knochen und in 4 Stücke geschnitten
- 1 Aubergine, in 4 Scheiben geschnitten
- Schwarzer Pfeffer nach Geschmack
- 1 Esslöffel Olivenöl
- 1 Esslöffel Oregano, gehackt
- ½ Tasse natriumarme Tomatensauce
- ½ Tasse fettarmer Cheddar-Käse, gerieben
- 4 Scheiben Vollkornbrot

Richtungen:
1. Einen Grill bei mittlerer Hitze erhitzen, die Putenscheiben dazugeben, die Hälfte des Öls darüber träufeln, den schwarzen Pfeffer darüber streuen, 8 Minuten auf jeder Seite grillen und auf einen Teller geben.
2. Die Auberginenscheiben auf dem vorgeheizten Grill anrichten, das restliche Öl darüber träufeln, ebenfalls mit schwarzem Pfeffer würzen, von jeder Seite 4 Minuten braten und ebenfalls auf den Teller mit den Putenscheiben legen.
3. 2 Brotscheiben auf einer Arbeitsfläche anrichten, Käse darauf verteilen, Auberginen- und Putenscheiben darauf verteilen, Oregano darüberstreuen, Soße darüberträufeln und mit den anderen 2 Brotscheiben belegen.
4. Die Sandwiches auf Teller verteilen und servieren.

Ernährung: Kalorien 280, Fett 12,2, Ballaststoffe 6, Kohlenhydrate 14, Protein 12

Einfache Truthahn- und Zucchini-Tortillas

Zubereitungszeit: 10 Minuten
Kochzeit: 20 Minuten
Portionen: 4

Zutaten:

- 4 Vollkorntortillas
- ½ Tasse fettfreier Joghurt
- 1 Pfund Truthahn, Brust, ohne Haut, ohne Knochen und in Streifen geschnitten
- 1 Esslöffel Olivenöl
- 1 rote Zwiebel, in Scheiben geschnitten
- 1 Zucchini, gewürfelt
- 2 Tomaten, gewürfelt
- Schwarzer Pfeffer nach Geschmack

Richtungen:

1. Eine Pfanne mit dem Öl bei mittlerer Hitze erhitzen, die Zwiebel dazugeben, umrühren und 5 Minuten anbraten.
2. Zucchini und Tomaten hinzufügen, umrühren und weitere 2 Minuten kochen.
3. Fügen Sie das Putenfleisch hinzu, schwenken Sie es um und kochen Sie es weitere 13 Minuten lang.
4. Den Joghurt auf jeder Tortilla verteilen, hinzufügen, die Puten-Zucchini-Mischung teilen, rollen, auf Teller verteilen und servieren.

Ernährung: Kalorien 290, Fett 13,4, Ballaststoffe 3,42, Kohlenhydrate 12,5, Protein 6,9

Hühnchen mit Paprika und Auberginenpfanne

Zubereitungszeit: 10 Minuten
Kochzeit: 25 Minuten
Portionen: 4

Zutaten:
- 2 Hähnchenbrüste, ohne Haut, ohne Knochen und gewürfelt
- 1 rote Zwiebel, gehackt
- 2 Esslöffel Olivenöl
- 1 Aubergine, gewürfelt
- 1 rote Paprika, gewürfelt
- 1 gelbe Paprika, gewürfelt
- Schwarzer Pfeffer nach Geschmack
- 2 Tassen Kokosmilch

Richtungen:
4. Eine Pfanne mit dem Öl bei mittlerer Hitze erhitzen, die Zwiebel hinzugeben, umrühren und 3 Minuten braten.
5. Paprika zugeben, umrühren und weitere 2 Minuten garen.
6. Das Hühnchen und die anderen Zutaten hinzufügen, umrühren, zum Köcheln bringen und weitere 20 Minuten bei mittlerer Hitze kochen.
7. Alles auf Teller verteilen und servieren.

Ernährung: Kalorien 310, Fett 14,7, Ballaststoffe 4, Kohlenhydrate 14,5, Protein 12,6

Mit Balsamico gebackener Truthahn

Zubereitungszeit: 10 Minuten
Kochzeit: 40 Minuten
Portionen: 4

Zutaten:
- 1 große Putenbrust, ohne Haut, ohne Knochen und in Scheiben geschnitten
- 2 Esslöffel Balsamico-Essig
- 1 Esslöffel Olivenöl
- 2 Knoblauchzehen, gehackt
- 1 Esslöffel italienische Gewürze
- Schwarzer Pfeffer nach Geschmack
- 1 Esslöffel Koriander, gehackt

Richtungen:
1. In einer Auflaufform den Truthahn mit dem Essig, dem Öl und den anderen Zutaten mischen, schwenken, bei 200 Grad F in den Ofen geben und 40 Minuten backen.
2. Alles auf Teller verteilen und mit einem Beilagensalat servieren.

Ernährung: Kalorien 280, Fett 12,7, Ballaststoffe 3, Kohlenhydrate 22,1, Protein 14

Cheddar-Truthahn-Mix

Zubereitungszeit: 10 Minuten
Kochzeit: 1 Stunde
Portionen: 4

Zutaten:
- 1 Pfund Putenbrust, ohne Haut, ohne Knochen und in Scheiben geschnitten
- 2 Esslöffel Olivenöl
- 1 Tasse Dosentomaten, ohne Salzzusatz, gehackt
- Schwarzer Pfeffer nach Geschmack
- 1 Tasse fettfreier Cheddar-Käse, gerieben
- 2 Esslöffel Petersilie, gehackt

Richtungen:
1. Eine Auflaufform mit dem Öl einfetten, die Putenscheiben in die Pfanne geben, die Tomaten darauf verteilen, mit schwarzem Pfeffer würzen, den Käse und die Petersilie darüber streuen, bei 200 Grad F in den Ofen geben und 1 Stunde backen.
2. Alles auf Teller verteilen und servieren.

Ernährung: Kalorien 350, Fett 13,1, Ballaststoffe 4, Kohlenhydrate 32,4, Protein 14,65

Parmesan-Truthahn

Zubereitungszeit: 10 Minuten
Kochzeit: 23 Minuten
Portionen: 4

Zutaten:
- 1 Pfund Putenbrust, ohne Haut, ohne Knochen und gewürfelt
- 1 Esslöffel Olivenöl
- ½ Tasse fettarmer Parmesan, gerieben
- 2 Schalotten, gehackt
- 1 Tasse Kokosmilch
- Schwarzer Pfeffer nach Geschmack

Richtungen:
1. Eine Pfanne mit dem Öl bei mittlerer Hitze erhitzen, die Schalotten dazugeben, schwenken und 5 Minuten braten.
2. Fleisch, Kokosmilch und schwarzen Pfeffer hinzufügen, umrühren und bei mittlerer Hitze weitere 15 Minuten kochen.
3. Parmesan dazugeben, 2-3 Minuten garen, alles auf Teller verteilen und servieren.

Ernährung: Kalorien 320, Fett 11,4, Ballaststoffe 3,5, Kohlenhydrate 14,3, Protein 11,3

Cremige Mischung aus Huhn und Garnelen

Zubereitungszeit: 10 Minuten
Kochzeit: 14 Minuten
Portionen: 4

Zutaten:
- 1 Esslöffel Olivenöl
- 1 Pfund Hähnchenbrust, ohne Haut, ohne Knochen und gewürfelt
- ¼ Tasse natriumarme Hühnerbrühe
- 1 Pfund Garnelen, geschält und entdarmt
- ½ Tasse Kokoscreme
- 1 Esslöffel Koriander, gehackt

Richtungen:
1. Eine Pfanne mit dem Öl bei mittlerer Hitze erhitzen, das Hähnchen dazugeben, schwenken und 8 Minuten braten.
2. Die Shrimps und die anderen Zutaten dazugeben, schwenken, alles weitere 6 Minuten garen, auf Schälchen verteilen und servieren.

Ernährung: Kalorien 370, Fett 12,3, Ballaststoffe 5,2, Kohlenhydrate 12,6, Protein 8

Mix aus Basilikum-Truthahn und scharfem Spargel

Zubereitungszeit: 10 Minuten
Kochzeit: 40 Minuten
Portionen: 4

Zutaten:
- 1 Pfund Putenbrust, ohne Haut und in Streifen geschnitten
- 1 Tasse Kokoscreme
- 1 Tasse natriumarme Hühnerbrühe
- 2 Esslöffel Petersilie, gehackt
- 1 Bund Spargel, geputzt und halbiert
- 1 Teelöffel Chilipulver
- 2 Esslöffel Olivenöl
- Eine Prise Meersalz und schwarzer Pfeffer

Richtungen:
1. Eine Pfanne mit dem Öl bei mittlerer Hitze erhitzen, den Truthahn und etwas schwarzen Pfeffer hinzufügen, umrühren und 5 Minuten kochen lassen.
2. Spargel, Chilipulver und die anderen Zutaten dazugeben, umrühren, zum Köcheln bringen und weitere 30 Minuten bei mittlerer Hitze garen.
3. Alles auf Teller verteilen und servieren.

Ernährung: Kalorien 290, Fett 12,10, Ballaststoffe 4,6, Kohlenhydrate 12,7, Protein 24

Cashew-Truthahn-Medley

Zubereitungszeit: 10 Minuten
Kochzeit: 40 Minuten
Portionen: 4

Zutaten:
- 1 Pfund Putenbrust, ohne Haut, ohne Knochen und gewürfelt
- 1 Tasse Cashewnüsse, gehackt
- 1 gelbe Zwiebel, gehackt
- ½ Esslöffel Olivenöl
- Schwarzer Pfeffer nach Geschmack
- ½ Teelöffel süßer Paprika
- 2 und ½ Esslöffel Cashewbutter
- ¼ Tasse natriumarme Hühnerbrühe
- 1 Esslöffel Koriander, gehackt

Richtungen:
1. Eine Pfanne mit dem Öl bei mittlerer Hitze erhitzen, die Zwiebel hinzugeben, umrühren und 5 Minuten anbraten.
2. Fügen Sie das Fleisch hinzu und braten Sie es weitere 5 Minuten an.
3. Die restlichen Zutaten hinzufügen, umrühren, zum Köcheln bringen und bei mittlerer Hitze 30 Minuten kochen.
4. Die ganze Mischung auf Teller verteilen und servieren.

Ernährung: Kalorien 352, Fett 12,7, Ballaststoffe 6,2, Kohlenhydrate 33,2, Protein 13,5

Truthahn und Beeren

Zubereitungszeit: 10 Minuten
Kochzeit: 35 Minuten
Portionen: 4

Zutaten:

- 2 Pfund Putenbrust, ohne Haut, ohne Knochen und gewürfelt
- 1 Esslöffel Olivenöl
- 1 rote Zwiebel, gehackt
- 1 Tasse Preiselbeeren
- 1 Tasse natriumarme Hühnerbrühe
- ¼ Tasse Koriander, gehackt
- Schwarzer Pfeffer nach Geschmack

Richtungen:

1. Einen Topf mit dem Öl bei mittlerer Hitze erhitzen, die Zwiebel hinzugeben, umrühren und 5 Minuten anbraten.
2. Fleisch, Beeren und die anderen Zutaten zugeben, zum Köcheln bringen und bei mittlerer Hitze weitere 30 Minuten garen.
3. Die Mischung auf Teller verteilen und servieren.

Ernährung: Kalorien 293, Fett 7,3, Ballaststoffe 2,8, Kohlenhydrate 14,7, Protein 39,3

Hähnchenbrust mit fünf Gewürzen

Zubereitungszeit: 5 Minuten
Kochzeit: 35 Minuten
Portionen: 4

Zutaten:

- 1 Tasse Tomaten, zerkleinert
- 1 Teelöffel fünf Gewürze
- 2 Hähnchenbrusthälften, ohne Haut, ohne Knochen und halbiert
- 1 Esslöffel Avocadoöl
- 2 Esslöffel Kokosaminos
- Schwarzer Pfeffer nach Geschmack
- 1 Esslöffel Paprika
- 1 Esslöffel Koriander, gehackt

Richtungen:

1. Eine Pfanne mit dem Öl bei mittlerer Hitze erhitzen, das Fleisch hineingeben und von jeder Seite 2 Minuten anbraten.
2. Tomaten, Five Spice und die anderen Zutaten zugeben, zum Köcheln bringen und bei mittlerer Hitze 30 Minuten garen.
3. Die ganze Mischung auf Teller verteilen und servieren.

Ernährung: Kalorien 244, Fett 8,4, Ballaststoffe 1,1, Kohlenhydrate 4,5, Protein 31

Truthahn mit gewürztem Grün

Zubereitungszeit: 10 Minuten
Kochzeit: 17 Minuten
Portionen: 4

Zutaten:

- 1 Pfund Putenbrust, ohne Knochen, ohne Haut und gewürfelt
- 1 Tasse Senfgrün
- 1 Teelöffel Muskatnuss, gemahlen
- 1 Teelöffel Piment, gemahlen
- 1 gelbe Zwiebel, gehackt
- Schwarzer Pfeffer nach Geschmack
- 1 Esslöffel Olivenöl

Richtungen:

1. Eine Pfanne mit dem Öl bei mittlerer Hitze erhitzen, die Zwiebel und das Fleisch dazugeben und 5 Minuten anbraten.
2. Restliche Zutaten dazugeben, umrühren, bei mittlerer Hitze weitere 12 Minuten garen, auf Teller verteilen und servieren.

Ernährung: Kalorien 270, Fett 8,4, Ballaststoffe 8,32, Kohlenhydrate 33,3, Protein 9

Huhn und Chili-Pilze

Zubereitungszeit: 10 Minuten
Kochzeit: 20 Minuten
Portionen: 4

Zutaten:

- 2 Hähnchenbrust, ohne Haut, ohne Knochen und halbiert
- ½ Pfund weiße Champignons, halbiert
- 1 Esslöffel Olivenöl
- 1 Tasse Dosentomaten, ohne Salzzusatz, gehackt
- 2 Esslöffel Mandeln, gehackt
- 2 Esslöffel Olivenöl
- ½ Teelöffel Chiliflocken
- Schwarzer Pfeffer nach Geschmack

Richtungen:

1. Eine Pfanne mit dem Öl bei mittlerer Hitze erhitzen, die Champignons dazugeben, schwenken und 5 Minuten anbraten.
2. Das Fleisch hinzugeben, schwenken und weitere 5 Minuten garen.
3. Die Tomaten und die anderen Zutaten zugeben, zum Köcheln bringen und bei mittlerer Hitze 10 Minuten garen.
4. Die Mischung auf Teller verteilen und servieren.

Ernährung: Kalorien 320, Fett 12,2, Ballaststoffe 5,3, Kohlenhydrate 33,3, Protein 15

Chili Chicken und Tomaten Artischocken

Zubereitungszeit: 10 Minuten
Kochzeit: 20 Minuten
Portionen: 4

Zutaten:
- 2 rote Chilis, gehackt
- 1 Esslöffel Olivenöl
- 1 gelbe Zwiebel, gehackt
- 1 Pfund Hähnchenbrust, ohne Haut, ohne Knochen und gewürfelt
- 1 Tasse Tomaten, zerkleinert
- 10 Unzen Artischockenherzen aus der Dose, abgetropft und geviertelt
- Schwarzer Pfeffer nach Geschmack
- ½ Tasse natriumarme Hühnerbrühe
- 2 Esslöffel Limettensaft

Richtungen:
1. Eine Pfanne mit dem Öl bei mittlerer Hitze erhitzen, die Zwiebel und die Chilis dazugeben, umrühren und 5 Minuten anbraten.
2. Das Fleisch hinzugeben, schwenken und weitere 5 Minuten anbraten.
3. Die restlichen Zutaten hinzufügen, bei mittlerer Hitze zum Köcheln bringen und 10 Minuten kochen lassen.
4. Die Mischung auf Teller verteilen und servieren.

Ernährung: Kalorien 280, Fett 11,3, Ballaststoffe 5, Kohlenhydrate 14,5, Protein 13,5

Hähnchen-Rüben-Mischung

Zubereitungszeit: 10 Minuten
Kochzeit: 0 Minuten
Portionen: 4

Zutaten:
- 1 Karotte, geraspelt
- 2 Rüben, geschält und geraspelt
- ½ Tasse Avocado-Mayonnaise
- 1 Tasse geräucherte Hähnchenbrust, ohne Haut, ohne Knochen, gekocht und zerkleinert
- 1 Teelöffel Schnittlauch, gehackt

Richtungen:
1. In einer Schüssel das Hähnchen mit den Rüben und den anderen Zutaten vermischen, schwenken und sofort servieren.

Ernährung: Kalorien 288, Fett 24,6, Ballaststoffe 1,4, Kohlenhydrate 6,5, Protein 14

Truthahn mit Selleriesalat

Zubereitungszeit: 4 Minuten
Kochzeit: 0 Minuten
Portionen: 4

Zutaten:
- 2 Tassen Putenbrust, ohne Haut, ohne Knochen, gekocht und zerkleinert
- 1 Tasse Selleriestangen, gehackt
- 2 Frühlingszwiebeln, gehackt
- 1 Tasse schwarze Oliven, entsteint und halbiert
- 1 Esslöffel Olivenöl
- 1 Teelöffel Limettensaft
- 1 Tasse fettfreier Joghurt

Richtungen:
1. In einer Schüssel den Truthahn mit dem Sellerie und den anderen Zutaten mischen, schwenken und kalt servieren.

Ernährung: Kalorien 157, Fett 8, Ballaststoffe 2, Kohlenhydrate 10,8, Protein 11,5

Hähnchenkeulen und Weintrauben mischen

Zubereitungszeit: 10 Minuten
Kochzeit: 40 Minuten
Portionen: 4

Zutaten:
- 1 Karotte, gewürfelt
- 1 gelbe Zwiebel, in Scheiben geschnitten
- 1 Esslöffel Olivenöl
- 1 Tasse Tomaten, gewürfelt
- ¼ Tasse natriumarme Hühnerbrühe
- 2 Knoblauchzehen, gehackt
- 1 Pfund Hähnchenschenkel, ohne Haut und ohne Knochen
- 1 Tasse grüne Trauben
- Schwarzer Pfeffer nach Geschmack

Richtungen:
1. Eine Backform mit dem Öl einfetten, die Hähnchenschenkel darin anrichten und die anderen Zutaten darauf geben.
2. 40 Minuten bei 390 Grad F backen, auf Teller verteilen und servieren.

Ernährung: Kalorien 289, Fett 12,1, Ballaststoffe 1,7, Kohlenhydrate 10,3, Protein 33,9

Truthahn und Zitronengerste

Zubereitungszeit: 5 Minuten
Kochzeit: 55 Minuten
Portionen: 4

Zutaten:
- 1 Esslöffel Olivenöl
- 1 Putenbrust, ohne Haut, ohne Knochen und in Scheiben geschnitten
- Schwarzer Pfeffer nach Geschmack
- 2 Selleriestangen, gehackt
- 1 rote Zwiebel, gehackt
- 2 Tassen natriumarme Hühnerbrühe
- ½ Tasse Gerste
- 1 Teelöffel Zitronenschale, gerieben
- 1 Esslöffel Zitronensaft
- 1 EL Schnittlauch, gehackt

Richtungen:
1. Einen Topf mit dem Öl bei mittlerer Hitze erhitzen, das Fleisch und die Zwiebel dazugeben, schwenken und 5 Minuten anbraten.
2. Den Sellerie und die anderen Zutaten hinzufügen, umrühren, zum Köcheln bringen, die Hitze auf mittlere Stufe reduzieren, 50 Minuten köcheln lassen, auf Schüsseln verteilen und servieren.

Ernährung: Kalorien 150, Fett 4,5, Ballaststoffe 4,9, Kohlenhydrate 20,8, Protein 7,5

Truthahn mit Rüben und Rettich-Mix

Zubereitungszeit: 10 Minuten
Kochzeit: 35 Minuten
Portionen: 4

Zutaten:
- 1 Putenbrust, ohne Haut, ohne Knochen und gewürfelt
- 2 Rote Bete, geschält und gewürfelt
- 1 Tasse Radieschen, gewürfelt
- 1 rote Zwiebel, gehackt
- ¼ Tasse natriumarme Hühnerbrühe
- Schwarzer Pfeffer nach Geschmack
- 1 Esslöffel Olivenöl
- 2 Esslöffel Schnittlauch, gehackt

Richtungen:
1. Eine Pfanne mit dem Öl bei mittlerer Hitze erhitzen, das Fleisch und die Zwiebel dazugeben, schwenken und 5 Minuten anbraten.
2. Rote Bete, Radieschen und die anderen Zutaten zugeben, zum Köcheln bringen und bei mittlerer Hitze weitere 30 Minuten garen.
3. Die Mischung auf Teller verteilen und servieren.

Ernährung: Kalorien 113, Fett 4,4, Ballaststoffe 2,3, Kohlenhydrate 10,4, Protein 8,8

Knoblauch Schweinefleisch Mix

Zubereitungszeit: 10 Minuten
Kochzeit: 45 Minuten
Portionen: 8

Zutaten:
- 2 Pfund Schweinefleisch, ohne Knochen und gewürfelt
- 1 rote Zwiebel, gehackt
- 1 Esslöffel Olivenöl
- 3 Knoblauchzehen, gehackt
- 1 Tasse natriumarme Rinderbrühe
- 2 Esslöffel süßer Paprika
- Schwarzer Pfeffer nach Geschmack
- 1 EL Schnittlauch, gehackt

Richtungen:
1. Eine Pfanne mit dem Öl bei mittlerer Hitze erhitzen, die Zwiebel und das Fleisch dazugeben, schwenken und 5 Minuten anbraten.
2. Die restlichen Zutaten hinzufügen, umrühren, Hitze auf mittlere Stufe reduzieren, zudecken und 40 Minuten kochen lassen.
3. Die Mischung auf Teller verteilen und servieren.

Ernährung: Kalorien 407, Fett 35,4, Ballaststoffe 1, Kohlenhydrate 5, Protein 14,9

Paprika Schweinefleisch mit Karotten

Zubereitungszeit: 10 Minuten
Kochzeit: 30 Minuten
Portionen: 4

Zutaten:
- 1 Pfund Schweinefleischeintopf, gewürfelt
- ¼ Tasse natriumarme Gemüsebrühe
- 2 Karotten, geschält und in Scheiben geschnitten
- 2 Esslöffel Olivenöl
- 1 rote Zwiebel, in Scheiben geschnitten
- 2 Teelöffel süßer Paprika
- Schwarzer Pfeffer nach Geschmack

Richtungen:
1. Eine Pfanne mit dem Öl bei mittlerer Hitze erhitzen, die Zwiebel dazugeben, umrühren und 5 Minuten anbraten.
2. Das Fleisch hinzugeben, schwenken und weitere 5 Minuten anbraten.
3. Die restlichen Zutaten hinzufügen, zum Köcheln bringen und bei mittlerer Hitze 20 Minuten kochen.
4. Die Mischung auf Teller verteilen und servieren.

Ernährung: Kalorien 328, Fett 18,1, Ballaststoffe 1,8, Kohlenhydrate 6,4, Protein 34

Ingwer Schweinefleisch und Zwiebeln

Zubereitungszeit: 10 Minuten
Kochzeit: 35 Minuten
Portionen: 4

Zutaten:
- 2 rote Zwiebeln, in Scheiben geschnitten
- 2 Frühlingszwiebeln, gehackt
- 1 Esslöffel Olivenöl
- 2 Teelöffel Ingwer, gerieben
- 4 Schweinekoteletts
- 3 Knoblauchzehen, gehackt
- Schwarzer Pfeffer nach Geschmack
- 1 Karotte, gehackt
- 1 Tasse natriumarme Rinderbrühe
- 2 Esslöffel Tomatenmark
- 1 Esslöffel Koriander, gehackt

Richtungen:
1. Eine Pfanne mit dem Öl bei mittlerer Hitze erhitzen, die grünen und roten Zwiebeln dazugeben, schwenken und 3 Minuten anbraten.
2. Knoblauch und Ingwer hinzugeben, umrühren und weitere 2 Minuten braten.
3. Fügen Sie die Schweinekoteletts hinzu und braten Sie sie 2 Minuten lang auf jeder Seite.
4. Die restlichen Zutaten hinzufügen, zum Köcheln bringen und bei mittlerer Hitze weitere 25 Minuten kochen.
5. Die Mischung auf Teller verteilen und servieren.

Ernährung: Kalorien 332, Fett 23,6, Ballaststoffe 2,3, Kohlenhydrate 10,1, Protein 19,9

Kümmel Schweinefleisch

Zubereitungszeit: 10 Minuten
Kochzeit: 45 Minuten
Portionen: 4

Zutaten:
- ½ Tasse natriumarme Rinderbrühe
- 2 Esslöffel Olivenöl
- 2 Pfund Schweinefleischeintopf, gewürfelt
- 1 Teelöffel Koriander, gemahlen
- 2 Teelöffel Kreuzkümmel, gemahlen
- Schwarzer Pfeffer nach Geschmack
- 1 Tasse Kirschtomaten, halbiert
- 4 Knoblauchzehen, gehackt
- 1 Esslöffel Koriander, gehackt

Richtungen:
1. Eine Pfanne mit dem Öl bei mittlerer Hitze erhitzen, den Knoblauch und das Fleisch dazugeben, schwenken und 5 Minuten anbraten.
2. Die Brühe und die anderen Zutaten hinzufügen, zum Köcheln bringen und bei mittlerer Hitze 40 Minuten kochen.
3. Alles auf Teller verteilen und servieren.

Ernährung: Kalorien 559, Fett 29,3, Ballaststoffe 0,7, Kohlenhydrate 3,2, Protein 67,4

Schweinefleisch und Gemüse-Mix

Zubereitungszeit: 10 Minuten
Kochzeit: 20 Minuten
Portionen: 4

Zutaten:
- 2 Esslöffel Balsamico-Essig
- 1/3 Tasse Kokosaminos
- 1 Esslöffel Olivenöl
- 4 Unzen gemischter Blattsalat
- 1 Tasse Kirschtomaten, halbiert
- 4 Unzen Schweinefleischeintopf, in Streifen geschnitten
- 1 EL Schnittlauch, gehackt

Richtungen:
1. Eine Pfanne mit dem Öl bei mittlerer Hitze erhitzen, das Schweinefleisch, die Aminosäuren und den Essig hinzufügen, umrühren und 15 Minuten kochen lassen.
2. Den Blattsalat und die anderen Zutaten hinzufügen, umrühren, weitere 5 Minuten kochen, auf Teller verteilen und servieren.

Ernährung: Kalorien 125, Fett 6,4, Ballaststoffe 0,6, Kohlenhydrate 6,8, Protein 9,1

Thymian-Schweinepfanne

Zubereitungszeit: 10 Minuten
Kochzeit: 25 Minuten
Portionen: 4

Zutaten:

- 1 Pfund Schweinefleisch, getrimmt und gewürfelt
- 1 Esslöffel Olivenöl
- 1 gelbe Zwiebel, gehackt
- 3 Knoblauchzehen, gehackt
- 1 EL Thymian, getrocknet
- 1 Tasse natriumarme Hühnerbrühe
- 2 Esslöffel natriumarmes Tomatenmark
- 1 Esslöffel Koriander, gehackt

Richtungen:

1. Eine Pfanne mit dem Öl bei mittlerer Hitze erhitzen, die Zwiebel und den Knoblauch dazugeben, schwenken und 5 Minuten braten.
2. Das Fleisch hinzugeben, schwenken und weitere 5 Minuten garen.
3. Die restlichen Zutaten hinzufügen, umrühren, zum Köcheln bringen, die Hitze auf mittlere Stufe reduzieren und die Mischung weitere 15 Minuten kochen.
4. Die Mischung auf Teller verteilen und sofort servieren.

Ernährung: Kalorien 281, Fett 11,2, Ballaststoffe 1,4, Kohlenhydrate 6,8, Protein 37,1

Majoran Schweinefleisch und Zucchini

Zubereitungszeit: 10 Minuten
Kochzeit: 30 Minuten
Portionen: 4

Zutaten:

- 2 Pfund Schweinelende ohne Knochen, getrimmt und gewürfelt
- 2 Esslöffel Avocadoöl
- ¾ Tasse natriumarme Gemüsebrühe
- ½ Esslöffel Knoblauchpulver
- 1 EL Majoran, gehackt
- 2 Zucchini, grob gewürfelt
- 1 Teelöffel süßer Paprika
- Schwarzer Pfeffer nach Geschmack

Richtungen:

1. Eine Pfanne mit dem Öl bei mittlerer Hitze erhitzen, das Fleisch, das Knoblauchpulver und den Majoran hinzufügen, umrühren und 10 Minuten kochen lassen.
2. Die Zucchini und die anderen Zutaten hinzufügen, umrühren, zum Köcheln bringen, die Hitze auf mittlere Stufe reduzieren und die Mischung weitere 20 Minuten kochen.
3. Alles auf Teller verteilen und servieren.

Ernährung: Kalorien 359, Fett 9,1, Ballaststoffe 2,1, Kohlenhydrate 5,7, Protein 61,4

Gewürztes Schweinefleisch

Zubereitungszeit: 10 Minuten
Kochzeit: 8 Stunden
Portionen: 4

Zutaten:
- 3 Esslöffel Olivenöl
- 2 Pfund Schweineschulterbraten
- 2 Teelöffel süßer Paprika
- 1 Teelöffel Knoblauchpulver
- 1 Teelöffel Zwiebelpulver
- 1 Teelöffel Muskatnuss, gemahlen
- 1 Teelöffel Piment, gemahlen
- Schwarzer Pfeffer nach Geschmack
- 1 Tasse natriumarme Gemüsebrühe

Richtungen:
1. Kombinieren Sie den Braten in Ihrem Slow Cooker mit dem Öl und den anderen Zutaten, schwenken Sie ihn um, setzen Sie den Deckel auf und garen Sie ihn 8 Stunden lang auf niedriger Stufe.
2. Den Braten in Scheiben schneiden, auf Teller verteilen und mit dem Bratensaft beträufelt servieren.

Ernährung: Kalorien 689, Fett 57,1, Ballaststoffe 1, Kohlenhydrate 3,2, Protein 38,8

Kokos Schweinefleisch und Sellerie

Zubereitungszeit: 10 Minuten
Kochzeit: 35 Minuten
Portionen: 4

Zutaten:

- 2 Pfund Schweinefleischeintopf, gewürfelt
- 2 Esslöffel Olivenöl
- 1 Tasse natriumarme Gemüsebrühe
- 1 Selleriestange, gehackt
- 1 Teelöffel schwarze Pfefferkörner
- 2 Schalotten, gehackt
- 1 EL Schnittlauch, gehackt
- 1 Tasse Kokoscreme
- Schwarzer Pfeffer nach Geschmack

Richtungen:

1. Eine Pfanne mit dem Öl bei mittlerer Hitze erhitzen, die Schalotten und das Fleisch dazugeben, schwenken und 5 Minuten anbraten.
2. Den Sellerie und die anderen Zutaten hinzufügen, umrühren, zum Köcheln bringen und weitere 30 Minuten bei mittlerer Hitze kochen.
3. Alles auf Teller verteilen und sofort servieren.

Ernährung: Kalorien 690, Fett 43,3, Ballaststoffe 1,8, Kohlenhydrate 5,7, Protein 6,2

Schweinefleisch und Tomaten mischen

Zubereitungszeit: 10 Minuten
Kochzeit: 30 Minuten
Portionen: 4

Zutaten:
- 2 Knoblauchzehen, gehackt
- 2 Pfund Schweinefleischeintopf, gemahlen
- 2 Tassen Kirschtomaten, halbiert
- 1 Esslöffel Olivenöl
- Schwarzer Pfeffer nach Geschmack
- 1 rote Zwiebel, gehackt
- ½ Tasse natriumarme Gemüsebrühe
- 2 Esslöffel natriumarmes Tomatenmark
- 1 EL Petersilie, gehackt

Richtungen:
1. Eine Pfanne mit dem Öl bei mittlerer Hitze erhitzen, die Zwiebel und den Knoblauch dazugeben, schwenken und 5 Minuten dünsten.
2. Fügen Sie das Fleisch hinzu und braten Sie es weitere 5 Minuten an.
3. Die restlichen Zutaten hinzufügen, umrühren, zum Köcheln bringen, bei mittlerer Hitze weitere 20 Minuten kochen, auf Schüsseln verteilen und servieren.

Ernährung: Kalorien 558, Fett 25,6, Ballaststoffe 2,4, Kohlenhydrate 10,1, Protein 68,7

Salbei Schweinekoteletts

Zubereitungszeit: 10 Minuten
Kochzeit: 35 Minuten
Portionen: 4

Zutaten:

- 4 Schweinekoteletts
- 2 Esslöffel Olivenöl
- 1 Teelöffel geräucherter Paprika
- 1 Esslöffel Salbei, gehackt
- 2 Knoblauchzehen, gehackt
- 1 Esslöffel Zitronensaft
- Schwarzer Pfeffer nach Geschmack

Richtungen:
1. In einer Auflaufform die Schweinekoteletts mit dem Öl und den anderen Zutaten mischen, schwenken, in den Ofen geben und 35 Minuten lang bei 400 Grad F backen.
2. Die Schweinekoteletts auf Teller verteilen und mit einem Beilagensalat servieren.

Ernährung: Kalorien 263, Fett 12,4, Ballaststoffe 6, Kohlenhydrate 22,2, Protein 16

Thailändisches Schweinefleisch und Auberginen

Zubereitungszeit: 10 Minuten
Kochzeit: 30 Minuten
Portionen: 4

Zutaten:
- 1 Pfund Schweinefleischeintopf, gewürfelt
- 1 Aubergine, gewürfelt
- 1 Esslöffel Kokosaminos
- 1 Teelöffel fünf Gewürze
- 2 Knoblauchzehen, gehackt
- 2 Thai Chilis, gehackt
- 2 Esslöffel Olivenöl
- 2 Esslöffel natriumarmes Tomatenmark
- 1 Esslöffel Koriander, gehackt
- ½ Tasse natriumarme Gemüsebrühe

Richtungen:
1. Eine Pfanne mit dem Öl bei mittlerer Hitze erhitzen, den Knoblauch, die Chilis und das Fleisch dazugeben und 6 Minuten anbraten.
2. Die Auberginen und die anderen Zutaten zugeben, zum Köcheln bringen und bei mittlerer Hitze 24 Minuten garen.
3. Die Mischung auf Teller verteilen und servieren.

Ernährung: Kalorien 320, Fett 13,4, Ballaststoffe 5,2, Kohlenhydrate 22,8, Protein 14

Schweinefleisch und Limettenzwiebeln

Zubereitungszeit: 10 Minuten
Kochzeit: 30 Minuten
Portionen: 4

Zutaten:
- 2 Esslöffel Limettensaft
- 4 Frühlingszwiebeln, gehackt
- 1 Pfund Schweinefleischeintopf, gewürfelt
- 2 Knoblauchzehen, gehackt
- 2 Esslöffel Olivenöl
- Schwarzer Pfeffer nach Geschmack
- ½ Tasse natriumarme Gemüsebrühe
- 1 Esslöffel Koriander, gehackt

Richtungen:
1. Eine Pfanne mit dem Öl bei mittlerer Hitze erhitzen, die Frühlingszwiebeln und den Knoblauch dazugeben, schwenken und 5 Minuten braten.
2. Das Fleisch hinzugeben, schwenken und weitere 5 Minuten garen.
3. Die restlichen Zutaten hinzufügen, zum Köcheln bringen und bei mittlerer Hitze 20 Minuten kochen.
4. Die Mischung auf Teller verteilen und servieren.

Ernährung: Kalorien 273, Fett 22,4, Ballaststoffe 5, Kohlenhydrate 12,5, Protein 18

Balsamico-Schweinefleisch

Zubereitungszeit: 10 Minuten
Kochzeit: 30 Minuten
Portionen: 4

Zutaten:
- 1 rote Zwiebel, in Scheiben geschnitten
- 1 Pfund Schweinefleischeintopf, gewürfelt
- 2 rote Chilis, gehackt
- 2 Esslöffel Balsamico-Essig
- ½ Tasse Korianderblätter, gehackt
- Schwarzer Pfeffer nach Geschmack
- 2 Esslöffel Olivenöl
- 1 Esslöffel natriumarme Tomatensauce

Richtungen:
1. Eine Pfanne mit dem Öl bei mittlerer Hitze erhitzen, die Zwiebel und die Chilis dazugeben, schwenken und 5 Minuten braten.
2. Das Fleisch hinzugeben, schwenken und weitere 5 Minuten garen.
3. Die restlichen Zutaten hinzufügen, umrühren, zum Köcheln bringen und weitere 20 Minuten bei mittlerer Hitze kochen.
4. Alles auf Teller verteilen und sofort servieren.

Ernährung: Kalorien 331, Fett 13,3, Ballaststoffe 5, Kohlenhydrate 22,7, Protein 17

Pesto Schweinefleisch

Zubereitungszeit: 10 Minuten
Kochzeit: 36 Minuten
Portionen: 4

Zutaten:
- 2 Esslöffel Olivenöl
- 2 Frühlingszwiebeln, gehackt
- 1 Pfund Schweinekoteletts
- 2 Esslöffel Basilikumpesto
- 1 Tasse Kirschtomaten, gewürfelt
- 2 Esslöffel natriumarmes Tomatenmark
- ½ Tasse Petersilie, gehackt
- ½ Tasse natriumarme Gemüsebrühe
- Schwarzer Pfeffer nach Geschmack

Richtungen:
1. Eine Pfanne mit dem Olivenöl bei mittlerer Hitze erhitzen, die Frühlingszwiebeln und die Schweinekoteletts dazugeben und 3 Minuten auf jeder Seite anbraten.
2. Das Pesto und die anderen Zutaten hinzufügen, vorsichtig schwenken, zum Köcheln bringen und weitere 30 Minuten bei mittlerer Hitze kochen.
3. Alles auf Teller verteilen und servieren.

Ernährung: Kalorien 293, Fett 11,3, Ballaststoffe 4,2, Kohlenhydrate 22,2, Protein 14

Schweinefleisch und Petersilienpaprika

Zubereitungszeit: 10 Minuten
Kochzeit: 1 Stunde
Portionen: 4

Zutaten:
- 1 grüne Paprika, gehackt
- 1 rote Paprika, gehackt
- 1 gelbe Paprika, gehackt
- 1 rote Zwiebel, gehackt
- 1 Pfund Schweinekoteletts
- 1 Esslöffel Olivenöl
- Schwarzer Pfeffer nach Geschmack
- 26 Unzen Dosentomaten, ohne Salzzusatz und gehackt
- 2 Esslöffel Petersilie, gehackt

Richtungen:
1. Einen Bräter mit dem Öl einfetten, die Schweinekoteletts darin anrichten und die anderen Zutaten darauf geben.
2. 1 Stunde bei 390 Grad F backen, alles auf Teller verteilen und servieren.

Ernährung: Kalorien 284, Fett 11,6, Ballaststoffe 2,6, Kohlenhydrate 22,2, Protein 14

Kreuzkümmel-Lamm-Mischung

Zubereitungszeit: 10 Minuten
Kochzeit: 25 Minuten
Portionen: 4

Zutaten:

- 1 Esslöffel Olivenöl
- 1 rote Zwiebel, gehackt
- 1 Tasse Kirschtomaten, halbiert
- 1 Pfund Lammeintopffleisch, gemahlen
- 1 Esslöffel Chilipulver
- Schwarzer Pfeffer nach Geschmack
- 2 Teelöffel Kreuzkümmel, gemahlen
- 1 Tasse natriumarme Gemüsebrühe
- 2 Esslöffel Koriander, gehackt

Richtungen:

1. Eine Pfanne mit dem Öl bei mittlerer Hitze erhitzen, Zwiebel, Lamm und Chilipulver hinzufügen, schwenken und 10 Minuten kochen.
2. Die restlichen Zutaten hinzufügen, umrühren und bei mittlerer Hitze weitere 15 Minuten kochen.
3. Auf Schälchen verteilen und servieren.

Ernährung: Kalorien 320, Fett 12,7, Ballaststoffe 6, Kohlenhydrate 14,3, Protein 22

Schweinefleisch mit Radieschen und grünen Bohnen

Zubereitungszeit: 10 Minuten
Kochzeit: 35 Minuten
Portionen: 4

Zutaten:
- 1 Pfund Schweinefleischeintopf, gewürfelt
- 1 Tasse Radieschen, gewürfelt
- ½ Pfund grüne Bohnen, getrimmt und halbiert
- 1 gelbe Zwiebel, gehackt
- 1 Esslöffel Olivenöl
- 2 Knoblauchzehen, gehackt
- 1 Tasse Dosentomaten, ungesalzen und gehackt
- 2 Teelöffel Oregano, getrocknet
- Schwarzer Pfeffer nach Geschmack

Richtungen:
1. Eine Pfanne mit dem Öl bei mittlerer Hitze erhitzen, die Zwiebel und den Knoblauch dazugeben, schwenken und 5 Minuten braten.
2. Das Fleisch hinzugeben, schwenken und weitere 5 Minuten garen.
3. Die restlichen Zutaten hinzufügen, zum Köcheln bringen und bei mittlerer Hitze 25 Minuten kochen.
4. Alles auf Schälchen verteilen und servieren.

Ernährung: Kalorien 289, Fett 12, Ballaststoffe 8, Kohlenhydrate 13,2, Protein 20

Fenchellamm und Pilze

Zubereitungszeit: 10 Minuten
Kochzeit: 40 Minuten
Portionen: 4

Zutaten:
- 1 Pfund Lammschulter, ohne Knochen und gewürfelt
- 8 weiße Champignons, halbiert
- 2 Esslöffel Olivenöl
- 1 gelbe Zwiebel, gehackt
- 2 Knoblauchzehen, gehackt
- 1 ein ½ Esslöffel Fenchelpulver
- Schwarzer Pfeffer nach Geschmack
- Ein Bund Frühlingszwiebeln, gehackt
- 1 Tasse natriumarme Gemüsebrühe

Richtungen:
1. Eine Pfanne mit dem Öl bei mittlerer Hitze erhitzen, die Zwiebel und den Knoblauch dazugeben, schwenken und 5 Minuten dünsten.
2. Das Fleisch und die Pilze dazugeben, umrühren und weitere 5 Minuten garen.
3. Die anderen Zutaten hinzufügen, umrühren, zum Köcheln bringen und bei mittlerer Hitze 30 Minuten kochen.
4. Die Mischung auf Schüsseln verteilen und servieren.

Ernährung: Kalorien 290, Fett 15,3, Ballaststoffe 7, Kohlenhydrate 14,9, Protein 14

Schweinefleisch und Spinatpfanne

Zubereitungszeit: 10 Minuten
Kochzeit: 30 Minuten
Portionen: 4

Zutaten:
- 1 Pfund Schweinefleisch, gemahlen
- 2 Esslöffel Olivenöl
- 1 rote Zwiebel, gehackt
- ½ Pfund Babyspinat
- 4 Knoblauchzehen, gehackt
- ½ Tasse natriumarme Gemüsebrühe
- ½ Tasse Dosentomaten, ohne Salzzusatz, gehackt
- Schwarzer Pfeffer nach Geschmack
- 1 EL Schnittlauch, gehackt

Richtungen:
1. Eine Pfanne mit dem Öl bei mittlerer Hitze erhitzen, die Zwiebel und den Knoblauch dazugeben, schwenken und 5 Minuten braten.
2. Das Fleisch hinzugeben, schwenken und weitere 5 Minuten anbraten.
3. Die restlichen Zutaten außer dem Spinat hinzufügen, umrühren, zum Köcheln bringen, die Hitze auf mittlere Stufe reduzieren und 15 Minuten kochen lassen.
4. Den Spinat zugeben, schwenken, die Mischung weitere 5 Minuten kochen, alles auf Schalen verteilen und servieren.

Ernährung: Kalorien 270, Fett 12, Ballaststoffe 6, Kohlenhydrate 22,2, Protein 23

Schweinefleisch mit Avocados

Zubereitungszeit: 10 Minuten
Kochzeit: 15 Minuten
Portionen: 4

Zutaten:
- 2 Tassen Babyspinat
- 1 Pfund Schweinesteak, in Streifen geschnitten
- 1 Esslöffel Olivenöl
- 1 Tasse Kirschtomaten, halbiert
- 2 Avocados, geschält, entsteint und in Keile geschnitten
- 1 Esslöffel Balsamico-Essig
- ½ Tasse natriumarme Gemüsebrühe

Richtungen:
1. Eine Pfanne mit dem Öl bei mittlerer Hitze erhitzen, das Fleisch hinzugeben, schwenken und 10 Minuten braten.
2. Den Spinat und die anderen Zutaten hinzufügen, umrühren, weitere 5 Minuten kochen, auf Schüsseln verteilen und servieren.

Ernährung: Kalorien 390, Fett 12,5, Ballaststoffe 4, Kohlenhydrate 16,8, Protein 13,5

Schweinefleisch-Apfel-Mix

Zubereitungszeit: 10 Minuten
Kochzeit: 40 Minuten
Portionen: 4

Zutaten:
- 2 Pfund Schweinefleischeintopf, in Streifen geschnitten
- 2 grüne Äpfel, entkernt und in Spalten geschnitten
- 2 Knoblauchzehen, gehackt
- 2 Schalotten, gehackt
- 1 Esslöffel süßer Paprika
- ½ Teelöffel Chilipulver
- 2 Esslöffel Avocadoöl
- 1 Tasse natriumarme Hühnerbrühe
- Schwarzer Pfeffer nach Geschmack
- Eine Prise rote Chiliflocken

Richtungen:
1. Eine Pfanne mit dem Öl bei mittlerer Hitze erhitzen, die Schalotten und den Knoblauch dazugeben, schwenken und 5 Minuten dünsten.
2. Das Fleisch hinzugeben und weitere 5 Minuten anbraten.
3. Die Äpfel und die anderen Zutaten hinzufügen, umrühren, zum Köcheln bringen und weitere 30 Minuten bei mittlerer Hitze kochen.
4. Alles auf Teller verteilen und servieren.

Ernährung: Kalorien 365, Fett 7, Ballaststoffe 6, Kohlenhydrate 15,6, Protein 32,4

Zimt Schweinekoteletts

Zubereitungszeit: 10 Minuten
Kochzeit: 1 Stunde und 10 Minuten
Portionen: 4

Zutaten:

- 4 Schweinekoteletts
- 2 Esslöffel Olivenöl
- 2 Knoblauchzehen, gehackt
- ¼ Tasse natriumarme Gemüsebrühe
- 1 Esslöffel Zimtpulver
- Schwarzer Pfeffer nach Geschmack
- 1 Teelöffel Chilipulver
- ½ Teelöffel Zwiebelpulver

Richtungen:
1. In einer Bratpfanne die Schweinekoteletts mit dem Öl und den anderen Zutaten mischen, schwenken, in den Ofen geben und 1 Stunde und 10 Minuten bei 390 Grad F backen.
2. Die Schweinekoteletts auf Teller verteilen und mit einem Beilagensalat servieren.

Ernährung: Kalorien 288, Fett 5,5, Ballaststoffe 6, Kohlenhydrate 12,7, Protein 23

Kokos-Schweinekoteletts

Zubereitungszeit: 10 Minuten
Kochzeit: 20 Minuten
Portionen: 4

Zutaten:
- 2 Esslöffel Olivenöl
- 4 Schweinekoteletts
- 1 gelbe Zwiebel, gehackt
- 1 Esslöffel Chilipulver
- 1 Tasse Kokosmilch
- ¼ Tasse Koriander, gehackt

Richtungen:
1. Eine Pfanne mit dem Öl bei mittlerer Hitze erhitzen, die Zwiebel und das Chilipulver hinzufügen, schwenken und 5 Minuten anbraten.
2. Fügen Sie die Schweinekoteletts hinzu und braten Sie sie 2 Minuten lang auf jeder Seite an.
3. Die Kokosmilch hinzufügen, umrühren, zum Köcheln bringen und weitere 11 Minuten bei mittlerer Hitze kochen.
4. Koriander dazugeben, durchschwenken, alles auf Schälchen verteilen und servieren.

Ernährung: Kalorien 310, Fett 8, Ballaststoffe 6, Kohlenhydrate 16,7, Protein 22,1

Schweinefleisch mit Pfirsich-Mix

Zubereitungszeit: 10 Minuten
Kochzeit: 25 Minuten
Portionen: 4

Zutaten:
- 2 Pfund Schweinefilet, grob gewürfelt
- 2 Pfirsiche, entsteint und in Viertel geschnitten
- ¼ Teelöffel Zwiebelpulver
- 2 Esslöffel Olivenöl
- ¼ Teelöffel geräuchertes Paprikapulver
- ¼ Tasse natriumarme Gemüsebrühe
- Schwarzer Pfeffer nach Geschmack

Richtungen:
1. Eine Pfanne mit dem Öl bei mittlerer Hitze erhitzen, das Fleisch dazugeben, schwenken und 10 Minuten garen.
2. Die Pfirsiche und die anderen Zutaten hinzufügen, umrühren, zum Köcheln bringen und weitere 15 Minuten bei mittlerer Hitze kochen.
3. Die ganze Mischung auf Teller verteilen und servieren.

Ernährung: Kalorien 290, Fett 11,8, Ballaststoffe 5,4, Kohlenhydrate 13,7, Protein 24

Kakao-Lamm und Radieschen

Zubereitungszeit: 10 Minuten
Kochzeit: 35 Minuten
Portionen: 4

Zutaten:
- ½ Tasse natriumarme Gemüsebrühe
- 1 Pfund Lammeintopffleisch, gewürfelt
- 1 Tasse Radieschen, gewürfelt
- 1 Esslöffel Kakaopulver
- Schwarzer Pfeffer nach Geschmack
- 1 gelbe Zwiebel, gehackt
- 1 Esslöffel Olivenöl
- 2 Knoblauchzehen, gehackt
- 1 EL Petersilie, gehackt

Richtungen:
1. Eine Pfanne mit dem Öl bei mittlerer Hitze erhitzen, die Zwiebel und den Knoblauch hinzugeben, schwenken und 5 Minuten anbraten.
2. Das Fleisch hinzugeben, wenden und auf jeder Seite 2 Minuten anbraten.
3. Die Brühe und die anderen Zutaten hinzufügen, umrühren, zum Köcheln bringen und weitere 25 Minuten bei mittlerer Hitze kochen.
4. Alles auf Teller verteilen und servieren.

Ernährung: Kalorien 340, Fett 12,4, Ballaststoffe 9,3, Kohlenhydrate 33,14, Protein 20

Zitronenschweinefleisch und Artischocken

Zubereitungszeit: 10 Minuten
Kochzeit: 25 Minuten
Portionen: 4

Zutaten:
- 2 Pfund Schweinefleischeintopf, in Streifen geschnitten
- 2 Esslöffel Avocadoöl
- 1 Esslöffel Zitronensaft
- 1 Esslöffel Zitronenschale, gerieben
- 1 Tasse Artischocken aus der Dose, abgetropft und in Viertel geschnitten
- 1 rote Zwiebel, gehackt
- 2 Knoblauchzehen, gehackt
- ½ Teelöffel Chilipulver
- Schwarzer Pfeffer nach Geschmack
- 1 Teelöffel süßer Paprika
- 1 Jalapeño, gehackt
- ¼ Tasse natriumarme Gemüsebrühe
- ¼ Tasse Rosmarin, gehackt

Richtungen:
1. Eine Pfanne mit dem Öl bei mittlerer Hitze erhitzen, die Zwiebel und den Knoblauch dazugeben, schwenken und 4 Minuten anbraten.
2. Fleisch, Artischocken, Chilipulver, Jalapenos und Paprika zugeben, umrühren und weitere 6 Minuten garen.
3. Die restlichen Zutaten hinzufügen, umrühren, zum Köcheln bringen und weitere 15 Minuten bei mittlerer Hitze kochen.

4. Das Ganze auf Schälchen verteilen und servieren.

Ernährung: Kalorien 350, Fett 12, Ballaststoffe 4,3, Kohlenhydrate 35,7, Protein 14,5

Schweinefleisch mit Koriandersauce

Zubereitungszeit: 10 Minuten
Kochzeit: 20 Minuten
Portionen: 4

Zutaten:
- 2 Pfund Schweinefleischeintopf, grob gewürfelt
- 1 Tasse Korianderblätter
- 4 Esslöffel Olivenöl
- 1 Esslöffel Pinienkerne
- 1 EL fettfreier Parmesan, gerieben
- 1 Esslöffel Zitronensaft
- 1 Teelöffel Chilipulver
- Schwarzer Pfeffer nach Geschmack

Richtungen:
1. In einem Mixer den Koriander mit den Pinienkernen, 3 Esslöffeln Öl, Parmesan und Zitronensaft mischen und gut pürieren.
2. Eine Pfanne mit dem restlichen Öl bei mittlerer Hitze erhitzen, das Fleisch, das Chilipulver und den schwarzen Pfeffer hinzufügen, schwenken und 5 Minuten anbraten.
3. Die Koriandersoße hinzufügen und bei mittlerer Hitze weitere 15 Minuten kochen, dabei von Zeit zu Zeit umrühren.
4. Das Schweinefleisch auf Teller verteilen und sofort servieren.

Ernährung: Kalorien 270, Fett 6,6, Ballaststoffe 7, Kohlenhydrate 12,6, Protein 22,4

Schweinefleisch mit Mango-Mix

Zubereitungszeit: 10 Minuten
Kochzeit: 25 Minuten
Portionen: 4

Zutaten:
- 2 Schalotten, gehackt
- 2 Esslöffel Avocadoöl
- 1 Pfund Schweinefleischeintopf, gewürfelt
- 1 Mango, geschält und grob gewürfelt
- 2 Knoblauchzehen, gehackt
- 1 Tasse Tomaten und gehackt
- Schwarzer Pfeffer nach Geschmack
- ½ Tasse Basilikum, gehackt

Richtungen:
1. Eine Pfanne mit dem Öl bei mittlerer Hitze erhitzen, die Schalotten und den Knoblauch dazugeben, schwenken und 5 Minuten dünsten.
2. Das Fleisch hinzugeben, schwenken und weitere 5 Minuten garen.
3. Die restlichen Zutaten hinzufügen, umrühren, zum Köcheln bringen und weitere 15 Minuten bei mittlerer Hitze kochen.
4. Die Mischung auf Schüsseln verteilen und servieren.

Ernährung: Kalorien 361, Fett 11, Ballaststoffe 5,1, Kohlenhydrate 16,8, Protein 22

Rosmarin-Schweinefleisch und Zitronen-Süßkartoffeln

Zubereitungszeit: 10 Minuten
Kochzeit: 35 Minuten
Portionen: 4

Zutaten:
- 1 rote Zwiebel, in Spalten geschnitten
- 2 Süßkartoffeln, geschält und in Spalten geschnitten
- 4 Schweinekoteletts
- 1 Esslöffel Rosmarin, gehackt
- 1 Esslöffel Zitronensaft
- 2 Teelöffel Olivenöl
- Schwarzer Pfeffer nach Geschmack
- 2 Teelöffel Thymian, gehackt
- ½ Tasse natriumarme Gemüsebrühe

Richtungen:
1. In einer Bratpfanne die Schweinekoteletts mit den Kartoffeln, Zwiebeln und den anderen Zutaten mischen und vorsichtig schwenken.
2. 35 Minuten bei 400 Grad F backen, alles auf Teller verteilen und servieren.

Ernährung: Kalorien 410, Fett 14,7, Ballaststoffe 14,2, Kohlenhydrate 15,3, Protein 33,4

Schweinefleisch mit Kichererbsen

Zubereitungszeit: 10 Minuten
Kochzeit: 25 Minuten
Portionen: 4

Zutaten:
- 1 Pfund Schweinefleischeintopf, gewürfelt
- 1 Tasse Kichererbsen aus der Dose, ohne Salzzusatz, abgetropft
- 1 gelbe Zwiebel, gehackt
- 1 Esslöffel Olivenöl
- Schwarzer Pfeffer nach Geschmack
- 10 Unzen Dosentomaten, ohne Salzzusatz und gehackt
- 2 Esslöffel Koriander, gehackt

Richtungen:
1. Eine Pfanne mit dem Öl bei mittlerer Hitze erhitzen, die Zwiebel hinzugeben, schwenken und 5 Minuten anbraten.
2. Das Fleisch hinzugeben, schwenken und weitere 5 Minuten garen.
3. Restliche Zutaten dazugeben, durchschwenken, bei mittlerer Hitze 15 Minuten köcheln lassen, alles auf Schälchen verteilen und servieren.

Ernährung: Kalorien 476, Fett 17,6, Ballaststoffe 10,2, Kohlenhydrate 35,7, Protein 43,8

Lammkoteletts mit Grünkohl

Zubereitungszeit: 10 Minuten
Kochzeit: 35 Minuten
Portionen: 4

Zutaten:
- 1 Tasse Grünkohl, zerrissen
- 1 Pfund Lammkoteletts
- ½ Tasse natriumarme Gemüsebrühe
- 2 Esslöffel natriumarmes Tomatenmark
- 1 gelbe Zwiebel, in Scheiben geschnitten
- 1 Esslöffel Olivenöl
- Eine Prise schwarzer Pfeffer

Richtungen:
1. Einen Bräter mit dem Öl einfetten, die Lammkoteletts darin anrichten, den Grünkohl und die anderen Zutaten ebenfalls dazugeben und vorsichtig durchschwenken.
2. Alles 35 Minuten bei 390 Grad F backen, auf Teller verteilen und servieren.

Ernährung: Kalorien 275, Fett 11,8, Ballaststoffe 1,4, Kohlenhydrate 7,3, Protein 33,6

Chili-Lamm

Zubereitungszeit: 10 Minuten
Kochzeit: 45 Minuten
Portionen: 4

Zutaten:
- 2 Pfund Lammeintopffleisch, gewürfelt
- 1 Esslöffel Avocadoöl
- 1 Teelöffel Chilipulver
- 1 Teelöffel scharfes Paprikapulver
- 2 rote Zwiebeln, grob gehackt
- 1 Tasse natriumarme Gemüsebrühe
- ½ Tasse natriumarme Tomatensauce
- 1 Esslöffel Koriander, gehackt

Richtungen:
1. Einen Topf mit dem Öl bei mittlerer Hitze erhitzen, die Zwiebel und das Fleisch dazugeben und 10 Minuten anbraten.
2. Das Chilipulver und die anderen Zutaten außer dem Koriander hinzufügen, umrühren, zum Köcheln bringen und weitere 35 Minuten bei mittlerer Hitze kochen.
3. Die Mischung auf Schüsseln verteilen und mit Koriander bestreut servieren.

Ernährung: Kalorien 463, Fett 17,3, Ballaststoffe 2,3, Kohlenhydrate 8,4, Protein 65,1

Schweinefleisch mit Paprika Lauch

Zubereitungszeit: 10 Minuten
Kochzeit: 45 Minuten
Portionen: 4

Zutaten:
- 2 Pfund Schweinefleischeintopf, grob gewürfelt
- 2 Lauch, in Scheiben geschnitten
- 2 Esslöffel Olivenöl
- 2 Knoblauchzehen, gehackt
- 1 Teelöffel süßer Paprika
- 1 EL Petersilie, gehackt
- 1 Tasse natriumarme Gemüsebrühe
- Schwarzer Pfeffer nach Geschmack

Richtungen:
1. Eine Pfanne mit dem Öl bei mittlerer Hitze erhitzen, Lauch, Knoblauch und Paprika dazugeben, schwenken und 10 Minuten garen.
2. Fügen Sie das Fleisch hinzu und braten Sie es weitere 5 Minuten an.
3. Restliche Zutaten dazugeben, schwenken, bei mittlerer Hitze 30 Minuten köcheln lassen, alles auf Schälchen verteilen und servieren.

Ernährung: Kalorien 577, Fett 29,1, Ballaststoffe 1,3, Kohlenhydrate 8,2, Protein 67,5

Schweinekoteletts und Kaiserschoten

Zubereitungszeit: 10 Minuten
Kochzeit: 25 Minuten
Portionen: 4

Zutaten:
- 4 Schweinekoteletts
- 2 Esslöffel Olivenöl
- 2 Schalotten, gehackt
- 1 Tasse Kaiserschoten
- 1 Tasse natriumarme Gemüsebrühe
- 2 Esslöffel Tomatenmark ohne Salzzusatz
- 1 EL Petersilie, gehackt

Richtungen:
1. Eine Pfanne mit dem Öl bei mittlerer Hitze erhitzen, die Schalotten dazugeben, schwenken und 5 Minuten dünsten.
2. Die Schweinekoteletts dazugeben und 2 Minuten auf jeder Seite anbraten.
3. Die restlichen Zutaten hinzufügen, zum Köcheln bringen und bei mittlerer Hitze 15 Minuten kochen.
4. Die Mischung auf Teller verteilen und servieren.

Ernährung: Kalorien 357, Fett 27, Ballaststoffe 1,9, Kohlenhydrate 7,7, Protein 20,7

Schweinefleisch und Minzmais

Zubereitungszeit: 10 Minuten
Kochzeit: 1 Stunde
Portionen: 4

Zutaten:
- 4 Schweinekoteletts
- 1 Tasse natriumarme Gemüsebrühe
- 1 Tasse Mais
- 1 Esslöffel Minze, gehackt
- 1 Teelöffel süßer Paprika
- Schwarzer Pfeffer nach Geschmack
- 1 Esslöffel Olivenöl

Richtungen:
1. Legen Sie die Schweinekoteletts in eine Bratpfanne, fügen Sie die restlichen Zutaten hinzu, werfen Sie sie um, geben Sie sie in den Ofen und backen Sie sie 1 Stunde lang bei 380 Grad F.
2. Alles auf Teller verteilen und servieren.

Ernährung: Kalorien 356, Fett 14, Ballaststoffe 5,4, Kohlenhydrate 11,0, Protein 1

Dill-Lamm

Zubereitungszeit: 10 Minuten
Kochzeit: 25 Minuten
Portionen: 4

Zutaten:
- Saft von 2 Limetten
- 1 Esslöffel Limettenschale, gerieben
- 1 Esslöffel Dill, gehackt
- 2 Knoblauchzehen, gehackt
- 2 Esslöffel Olivenöl
- 2 Pfund Lammfleisch, gewürfelt
- 1 Tasse Koriander, gehackt
- Schwarzer Pfeffer nach Geschmack

Richtungen:
1. Eine Pfanne mit dem Öl bei mittlerer Hitze erhitzen, den Knoblauch und das Fleisch dazugeben und 4 Minuten auf jeder Seite anbraten.
2. Den Limettensaft und die anderen Zutaten hinzugeben und weitere 15 Minuten unter häufigem Rühren kochen.
3. Alles auf Teller verteilen und servieren.

Ernährung: Kalorien 370, Fett 11,7, Ballaststoffe 4,2, Kohlenhydrate 8,9, Protein 20

Piment Schweinekoteletts und Oliven

Zubereitungszeit: 10 Minuten
Kochzeit: 35 Minuten
Portionen: 4

Zutaten:
- 4 Schweinekoteletts
- 2 Esslöffel Olivenöl
- 1 Tasse Kalamata-Oliven, entsteint und halbiert
- 1 Teelöffel Piment, gemahlen
- ¼ Tasse Kokosmilch
- 1 gelbe Zwiebel, gehackt
- 1 EL Schnittlauch, gehackt

Richtungen:
1. Eine Pfanne mit dem Öl bei mittlerer Hitze erhitzen, die Zwiebel und das Fleisch hinzugeben und 4 Minuten von jeder Seite anbraten.
2. Fügen Sie die restlichen Zutaten hinzu, werfen Sie sie vorsichtig um, stellen Sie sie in den Ofen und backen Sie sie weitere 25 Minuten bei 390 Grad F.
3. Alles auf Teller verteilen und servieren.

Ernährung: Kalorien 290, Fett 10, Ballaststoffe 4,4, Kohlenhydrate 7,8, Protein 22

Italienische Lammkoteletts

Zubereitungszeit: 10 Minuten
Kochzeit: 30 Minuten
Portionen: 4

Zutaten:
- 4 Lammkoteletts
- 1 Esslöffel Oregano, gehackt
- 1 Esslöffel Olivenöl
- 1 gelbe Zwiebel, gehackt
- 2 Esslöffel fettarmer Parmesan, gerieben
- 1/3 Tasse natriumarme Gemüsebrühe
- Schwarzer Pfeffer nach Geschmack
- 1 Teelöffel italienische Gewürze

Richtungen:
1. Eine Pfanne mit dem Öl bei mittlerer Hitze erhitzen, die Lammkoteletts und die Zwiebel dazugeben und 4 Minuten auf jeder Seite anbraten.
2. Die restlichen Zutaten außer dem Käse dazugeben und durchschwenken.
3. Streuen Sie den Käse darüber, stellen Sie die Pfanne in den Ofen und backen Sie sie 20 Minuten lang bei 350 Grad F.
4. Alles auf Teller verteilen und servieren.

Ernährung: Kalorien 280, Fett 17, Ballaststoffe 5,5, Kohlenhydrate 11,2, Protein 14

Schweinefleisch und Oregano-Reis

Zubereitungszeit: 10 Minuten
Kochzeit: 35 Minuten
Portionen: 4

Zutaten:

- 1 Esslöffel Olivenöl
- 1 Pfund Schweinefleischeintopf, gewürfelt
- 1 Esslöffel Oregano, gehackt
- 1 Tasse weißer Reis
- 2 Tassen natriumarme Hühnerbrühe
- Schwarzer Pfeffer nach Geschmack
- 2 Knoblauchzehen, gehackt
- Saft von ½ Zitrone
- 1 Esslöffel Koriander, gehackt

Richtungen:

1. Einen Topf mit dem Öl bei mittlerer Hitze erhitzen, das Fleisch und den Knoblauch hinzugeben und 5 Minuten anbraten.
2. Den Reis, die Brühe und die anderen Zutaten zugeben, zum Köcheln bringen und bei mittlerer Hitze 30 Minuten kochen.
3. Alles auf Teller verteilen und servieren.

Ernährung: Kalorien 330, Fett 13, Ballaststoffe 5,2, Kohlenhydrate 13,4, Protein 22,2

Schweinefleischbällchen

Zubereitungszeit: 10 Minuten
Kochzeit: 30 Minuten
Portionen: 4

Zutaten:
- 3 Esslöffel Mandelmehl
- 2 Esslöffel Avocadoöl
- 2 Ei, verquirlt
- Schwarzer Pfeffer nach Geschmack
- 2 Pfund Schweinefleisch, gemahlen
- 1 Esslöffel Koriander, gehackt
- 10 Unzen Tomatensauce aus der Dose ohne Salzzusatz

Richtungen:
1. In einer Schüssel das Schweinefleisch mit dem Mehl und den anderen Zutaten außer der Sauce und dem Öl vermischen, gut umrühren und daraus mittelgroße Fleischbällchen formen.
2. Eine Pfanne mit dem Öl bei mittlerer Hitze erhitzen, die Fleischbällchen dazugeben und 3 Minuten auf jeder Seite anbraten. Die Sauce hinzufügen, vorsichtig schwenken, zum Köcheln bringen und bei mittlerer Hitze weitere 20 Minuten kochen.
3. Alles auf Schälchen verteilen und servieren.

Ernährung: Kalorien 332, Fett 18, Ballaststoffe 4, Kohlenhydrate 14,3, Protein 25

Schweinefleisch und Endivien

Zubereitungszeit: 10 Minuten
Kochzeit: 35 Minuten
Portionen: 4

Zutaten:

- 1 Pfund Schweinefleischeintopf, gewürfelt
- 2 Endivien, getrimmt und zerkleinert
- 1 Tasse natriumarme Rinderbrühe
- 1 Teelöffel Chilipulver
- Eine Prise schwarzer Pfeffer
- 1 rote Zwiebel, gehackt
- 1 Esslöffel Olivenöl

Richtungen:

1. Eine Pfanne mit dem Öl bei mittlerer Hitze erhitzen, Zwiebel und Endivien dazugeben, schwenken und 5 Minuten dünsten.
2. Das Fleisch hinzugeben, schwenken und weitere 5 Minuten garen.
3. Die restlichen Zutaten hinzufügen, zum Köcheln bringen und bei mittlerer Hitze weitere 25 Minuten kochen.
4. Alles auf Teller verteilen und servieren.

Ernährung: Kalorien 330, Fett 12,6, Ballaststoffe 4,2, Kohlenhydrate 10, Protein 22

Schweinefleisch und Schnittlauch Rettich

Zubereitungszeit: 10 Minuten
Kochzeit: 35 Minuten
Portionen: 4

Zutaten:
- 1 Tasse Radieschen, gewürfelt
- 1 Pfund Schweinefleischeintopf, gewürfelt
- 1 Esslöffel Olivenöl
- 1 rote Zwiebel, gehackt
- 1 Tasse Dosentomaten, ohne Salzzusatz, zerdrückt
- 1 EL Schnittlauch, gehackt
- 2 Knoblauchzehen, gehackt
- Schwarzer Pfeffer nach Geschmack
- 1 Teelöffel Balsamico-Essig

Richtungen:
1. Eine Pfanne mit dem Öl bei mittlerer Hitze erhitzen, die Zwiebel und den Knoblauch hinzugeben, umrühren und 5 Minuten braten.
2. Das Fleisch zugeben und weitere 5 Minuten anbraten.
3. Die Radieschen und die anderen Zutaten zugeben, zum Köcheln bringen und bei mittlerer Hitze weitere 25 Minuten garen.
4. Alles auf Schälchen verteilen und servieren.

Ernährung: Kalorien 274, Fett 14, Ballaststoffe 3,5, Kohlenhydrate 14,8, Protein 24,1

Minze-Fleischbällchen und Spinat anbraten

Zubereitungszeit: 10 Minuten
Kochzeit: 25 Minuten
Portionen: 4

Zutaten:
- 1 Pfund Schweinefleischeintopf, gemahlen
- 1 gelbe Zwiebel, gehackt
- 1 Ei, verquirlt
- 1 Esslöffel Minze, gehackt
- Schwarzer Pfeffer nach Geschmack
- 2 Knoblauchzehen, gehackt
- 2 Esslöffel Olivenöl
- 1 Tasse Kirschtomaten, halbiert
- 1 Tasse Babyspinat
- ½ Tasse natriumarme Gemüsebrühe

Richtungen:
1. In einer Schüssel das Fleisch mit der Zwiebel und den anderen Zutaten außer dem Öl, den Kirschtomaten und dem Spinat vermischen, gut umrühren und aus dieser Mischung mittelgroße Fleischbällchen formen.
2. Erhitzen Sie eine Pfanne mit dem Olivenöl bei mittlerer Hitze, fügen Sie die Fleischbällchen hinzu und braten Sie sie für 5 Minuten auf jeder Seite.
3. Spinat, Tomaten und Bouillon beigeben, durchschwenken, alles 15 Minuten köcheln lassen.
4. Alles auf Schälchen verteilen und servieren.

Ernährung: Kalorien 320, Fett 13,4, Ballaststoffe 6, Kohlenhydrate 15,8, Protein 12

www.ingramcontent.com/pod-product-compliance
Lightning Source LLC
Chambersburg PA
CBHW071422080526
44587CB00014B/1714